乳腺癌规范化诊疗手册

名誉主编 赫 捷

主 审 徐兵河

主 编 王 靖 金 锋 徐晓洲

编 者（以姓氏笔画为序）

国家癌症中心/中国医学科学院肿瘤医院

王 靖 王淑莲 方 仪 孔祥溢 刘 瑛 李 俏
李 琦 李 静 张智慧 徐晓洲 郭嫦媛 景 灏

中国医科大学附属第一医院、国家肿瘤区域医疗中心/
中国医学科学院肿瘤医院辽宁医院

于鑫淼 王 妍 王 欣 毛晓韵 刘 叶 刘 崇
李晓瑛 李雪娜 张义侠 张立娜 陈 波 金 锋
赵婷婷 姚 凡 顾依涵 徐莹莹 曹 彧 韩思源
滕月娥

中国医科大学附属第四医院

温 健

编写秘书 孔祥溢

人民卫生出版社

·北 京·

版权所有，侵权必究！

图书在版编目（CIP）数据

乳腺癌规范化诊疗手册 / 王靖，金锋，徐晓洲主编 .
北京 ：人民卫生出版社，2024. 6. -- ISBN 978-7-117
-36409-6

Ⅰ. R737. 9-62

中国国家版本馆 CIP 数据核字第 2024Z9C049 号

人卫智网	www.ipmph.com	医学教育、学术、考试、健康，购书智慧智能综合服务平台
人卫官网	www.pmph.com	人卫官方资讯发布平台

乳腺癌规范化诊疗手册
Ruxian'ai Guifanhua Zhenliao Shouce

主　　编： 王　靖　金　锋　徐晓洲
出版发行： 人民卫生出版社（中继线 010-59780011）
地　　址： 北京市朝阳区潘家园南里 19 号
邮　　编： 100021
E - mail: pmph @ pmph.com
购书热线： 010-59787592　010-59787584　010-65264830
印　　刷： 廊坊一二〇六印刷厂
经　　销： 新华书店
开　　本： 787×1092　1/32　　**印张：** 7.5
字　　数： 138 千字
版　　次： 2024 年 6 月第 1 版
印　　次： 2024 年 8 月第 1 次印刷
标准书号： ISBN 978-7-117-36409-6
定　　价： 78.00 元

打击盗版举报电话： 010-59787491　**E-mail:** WQ @ pmph.com
质量问题联系电话： 010-59787234　**E-mail:** zhiliang @ pmph.com
数字融合服务电话： 4001118166　　**E-mail:** zengzhi @ pmph.com

序

乳腺癌是女性常见的恶性肿瘤之一,位居全球女性恶性肿瘤发病谱的首位,严重危害女性的身心健康。目前,通过采用综合治疗手段,乳腺癌已成为疗效最佳的实体肿瘤之一。然而,我国各地区各级医疗机构的乳腺癌诊疗行为参差不齐,目前尚有诸多不规范之处。规范我国各医疗机构乳腺癌诊治流程、提高乳腺癌诊疗水平、改善乳腺癌患者预后、保障医疗质量和医疗安全,是当前乳腺科医疗工作的重点。

2017年开始,国家卫生和计划生育委员会印发了《"十三五"国家医学中心及国家区域医疗中心设置规划》,启动国家医学中心和国家区域医疗中心规划设置工作,打造医学高地,提升整体和区域医疗服务能力。中国医学科学院肿瘤医院辽宁医院是全国首批10个国家区域医疗中心试点之一。中国医学科学院肿瘤医院作为输出医院,依托医院是中国医科大学附属第一医院,国家肿瘤区域医疗中心建设项目是该院建设国家肿瘤区域医疗中心的支撑性工程。

数年来,两家医院的乳腺外科积极践行建设区域医疗中心的政策和要求,保持通力合作,在医疗、科研、教学等多个方面已经取得了一系列的合作成果。编写一部实用的《乳腺癌规范化诊疗手册》，正是双方自合作之初就一直保有的愿景，今天终于实现。手册编写团队由来自乳腺外科、肿瘤内科、放疗科、影像诊断科、超声科、病理科、流行病学、防癌体检等相关学科领域的专家构成，以规范、简洁、实用为原则，充分总结了我国乳腺癌诊疗和护理的实践经验，旨在为读者提供一份科学、严谨、可读、实操、可普及的乳腺癌规范化诊疗参考资料。

内容涵盖目前国际上最新的乳腺癌诊疗技术和方法，并结合了国内的临床实践和研究成果，全面、权威、可靠，具有很高的实用性和参考价值，是一本非常有价值的乳腺癌规范化诊疗参考书。该手册对国家癌症区域医疗中心推进乳腺癌规范化诊疗、促进提升乳腺癌精准诊治和早诊早治水平具有重要意义，将惠及更多乳腺专业医护人员及乳腺癌患者。

中国科学院院士
国家癌症中心主任
中国医学科学院肿瘤医院院长
2024 年 1 月

前　言

　　众所周知,乳腺癌是全球第一大癌,发病率持续上升且有不断年轻化的趋势,是我国女性生命健康的严重威胁。与此同时,乳腺癌诊疗水平和理念也在不断推新,乳腺癌个体化、规范化综合治疗成为临床肿瘤学领域发展最快的亚专科之一。尤其是最近几年,国际高水平的循证医学研究层出不穷;加之乳腺癌诊治本身的复杂性和多样性,乳腺科医师在实际临床实践中常面临着种种困难和挑战。保证诊疗的规范化、科学化是临床工作的重中之重。本手册的编写旨在为广大乳腺科医务人员提供一份科学、全面、规范的乳腺癌诊疗流程,帮助他们更好地了解和掌握乳腺癌的诊断和治疗方法,提高乳腺癌的诊治水平和治疗效果,从而更好地服务于患者。

　　《乳腺癌规范化诊疗手册》是在国家癌症中心 / 中国医学科学院肿瘤医院和中国医科大学附属第一医院联合建设国家肿瘤区域医疗中心的背景和框架下编写的。本手册内容涵盖面广,涉及多个学科、多个方面的内容。全书共分八章,涵盖了乳腺癌的流行病学、诊断、外科治疗、内科治疗、放疗,特殊类型乳腺癌的临床诊疗,乳腺癌患者的随访、护理与康复,以及乳腺良性疾病的临床诊疗。每一章节都由相关领域的专家撰写,既有对目前流行的诊疗方法和技术的详细介绍,也有对新进展和前沿研究的深入讨论。

在编写过程中,我们始终秉持规范、简洁、实用的原则,总结经典并充分结合新进展。双方专家团队覆盖了流行病学、影像学、外科学、内科学、放疗、病理学、护理与康复等多个领域,先分工写作,再交叉互审,力求保证内容的科学性、严谨性、可读性、实操性和可普及性。我们参考借鉴了多个国内外权威诊疗指南和共识,同时也充分整合了我们两家医院自身的临床经验和规范,融合了多学科、多专业的意见和建议,旨在提供更全面、更科学、更规范的乳腺癌诊疗指导。通过丰富的图片、表格等,让医护人员更加便捷地掌握乳腺癌的诊治方法和技巧,更好地管理疾病,使患者恢复健康。

本手册的编写是一个长期的、艰苦的过程。在此,我们对所有为本手册编写和出版作出贡献的机构和个人表示感谢,我们希望这个手册能够得到广大读者的认可和支持,共同推动我国乳腺癌规范化诊疗水平的不断提高,为推进我国乳腺癌防治事业提供帮助。

《乳腺癌规范化诊疗手册》编写团队
2024 年 1 月

目　录

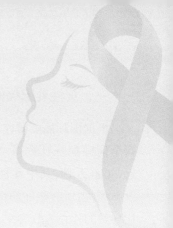

第一章
乳腺癌的流行病学

一、女性乳腺癌的流行病学特点

根据国际癌症研究机构于 2024 年 2 月发布的最新全球癌症统计数据,2022 年全球新发癌症病例接近 2 000 万例,其中女性乳腺癌为 230.89 万例,仅次于肺癌,占所有癌症病例的 11.6%。2022 年全球因癌症导致的死亡人数为 973.68 万例,其中女性乳腺癌死亡人数为 66.57 万例,占癌症死亡总数的 6.9%,位居第四位。在全球范围内,2022 年女性新发癌症病例约为 965.84 万例,其中乳腺癌病例为 229.57 万例,占比 23.8%,位居首位;女性癌症死亡人数为 430.98 万例,其中乳腺癌死亡人数为 66.57 万例,占比 15.4%,同样位居首位。乳腺癌发病率最高的地区包括法国、澳大利亚 / 新西兰、北美和北欧,这些地区的发病率是南亚和中非的四倍。这些国际差异可能与工业化带来的社会变化有关,如脂肪摄入、体重、月经初潮年龄、哺乳及生育模式的改变(例如妊娠次数较少和初产年龄较大)等。自 20 世纪 70 年代以来,乳腺癌死亡率一直在下降,原因是乳腺癌筛查的普及和辅助治疗的进步。文献显示,40~69 岁女性若能系统地进行乳腺超声和钼靶筛查,则诊断后 10 年和 20 年内死于乳腺癌的风险分别比未筛查者降低 60% 和 47%。

根据国家癌症中心于 2024 年 3 月发布的《2022年中国恶性肿瘤流行情况分析》,2022 年中国新发恶性肿瘤病例估计为 482.47 万例(男性 253.39 万例,女性 229.08 万例)。新发病例数前五位的恶性肿瘤依次为：肺癌 106.06 万例，结直肠癌 51.71 万例，甲状腺癌 46.61 万例，肝癌 36.77 万例，女性乳腺癌 35.72 万例，这五种癌症占全部新发病例的 57.4%。女性癌症谱与男性有所不同，发病前五位依次为肺癌(40.19 万例)、乳腺癌(35.72 万例)、甲状腺癌(34.12 万例)、结直肠癌(20.94 万例)和子宫颈癌(15.07 万例)，占女性全部恶性肿瘤的 63.8%。2022 年，中国城市地区新发恶性肿瘤估计为 290.39 万例，其中女性 143.44 万例(甲状腺癌 25.10 万例、肺癌 24.43 万例、乳腺癌 24.28 万例)；农村地区新发恶性肿瘤估计为 192.08 万例，其中女性 85.64 万例(肺癌 15.76 万例、乳腺癌 11.44 万例、甲状腺癌 9.02 万例)。2022 年全国恶性肿瘤死亡病例估计为 257.42 万例，其中男性 162.93 万例，女性 94.49 万例。女性恶性肿瘤死亡前五位依次为肺癌(21.74 万例)、结直肠癌(9.74 万例)、肝癌(8.68 万例)、胃癌(7.88 万例)和乳腺癌(7.50 万例)，这五种癌症占女性全部恶性肿瘤死亡的 58.8%。

二、乳腺癌相关危险因素

1. 人口学与遗传学因素　与乳腺癌风险增加有关且不可改变的因素包括：年龄增加、女性、白人、家族史、某些基因突变、乳腺组织异型性和乳腺组织致密。绝经后女性中，肥胖与乳腺癌风险增加有关，但可通过减重改善。然而，在绝经前女性中，身体质量指数

(body mass index，BMI)高与乳腺癌风险降低相关。

2. 生殖因素 增加乳腺癌风险的生殖因素包括月经初潮较早、绝经晚，月经周期短，首次妊娠年龄较晚(超过 35 岁)、不哺乳以及未经产。

3. 性激素 内源性外源性雌激素均能增加绝经后女性罹患乳腺癌的风险，在子宫完好的女性中，绝经期雌 - 孕激素联合激素治疗会增加后续雌激素受体(estrogen receptor，ER)阳性乳腺癌的风险；但对于已切除子宫的患者，尚未发现雌激素单药疗法会增加乳腺癌风险(实际上和风险降低有关)。雄激素及催乳素对乳腺癌的发生发展有促进作用。

4. 生活方式因素 高脂高热量饮食、饮酒、当前吸烟与乳腺癌风险增加有关。增加果蔬和谷物摄入的低脂膳食可能会降低绝经后女性的乳腺癌死亡风险。规律的中等强度锻炼似乎对乳腺癌有轻度防护作用。尚未发现流产、咖啡因摄入、体外受精、乳房整形植入物和染发剂等多种其他因素会增加乳腺癌风险。

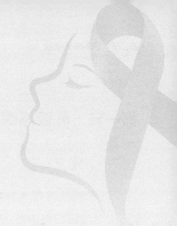

第二章
乳腺癌的诊断

第一节　乳腺癌筛查

一、定义

乳腺癌筛查指无症状前针对乳腺癌进行定期体检,在无症状妇女中筛选出浸润性癌患者及有进展潜能的癌前病变患者,可以通过早发现、早诊断、早治疗来降低人群乳腺癌的死亡率。筛查分为机会性筛查(opportunistic screening)和群体筛查(mass screening)。机会性筛查是指女性个体主动到医疗保健机构门诊或体检中心进行的乳腺癌排查;群体筛查是卫生管理部门或其他机构发起的有计划、有组织地对适龄女性进行的针对乳腺癌的体检。

二、筛查年龄

结合我国具体情况,建议一般风险人群乳腺癌筛查的起始年龄为 40 岁,高危人群可将筛查起始年龄提前。乳腺癌影像学筛查的终止年龄目前尚无定论,建议 70 岁以上老年女性可考虑机会性筛查。

三、乳腺癌一般风险人群的筛查

1. 20~39 岁

(1)乳腺自我检查:每月 1 次。

(2)临床检查:每 1~3 年 1 次。

2. 40~69 岁

(1)适合机会性筛查和群体筛查。

(2)乳腺 X 线和 / 或乳腺超声检查：每 1~2 年 1 次
(致密型乳腺推荐乳腺超声检查与 X 线检查联合)。

(3)乳腺自我检查：每月 1 次。

(4)临床检查：每年 1 次。

3. 70 岁及以上

(1)适合机会性筛查(对有症状或可疑体征者进行
影像学检查严格讲属于诊断，不属于筛查)。

(2)乳腺自我检查：每月 1 次。

(3)临床检查：每年 1 次。

四、乳腺癌高危人群的筛查建议

1. 乳腺癌高危人群的划分 乳腺癌高危人群需
至少符合以下条件之一，即：

(1)有明显的乳腺癌遗传倾向者，需符合如下至少
一项。

a. 一级亲属有罹患乳腺癌或卵巢癌者；

b. 二级亲属有 2 位及以上 50 岁前罹患乳腺癌者；

c. 二级亲属有 2 位及以上 50 岁前罹患卵巢癌者；

d. 至少 1 位一级亲属携带已知 *BRCA1/2* 基因致
病性遗传突变，或自身携带 *BRCA1/2* 基因致病性遗传
突变；

e. 具有血缘关系的三级亲属中有 2 个及以上乳腺
癌患者(至少 1 个发病年龄 ≤ 50 岁)和 / 或卵巢上皮

癌、输卵管癌、原发性腹膜癌患者;

f. 具有血缘关系的男性近亲有乳腺癌患者;

g. 卵巢上皮癌、输卵管癌、原发性腹膜癌患者。

(2) 既往乳腺导管或非典型性小叶增生(atypical lobular hyperplasia, ALH)或小叶原位癌病史。

(3) 10~30 岁胸部放疗史。

(4) 应用 Gail 模型进行罹患乳腺癌风险评估,5 年内发病风险 ≥ 1.67%。

2. 乳腺癌高危人群的筛查策略

(1) 推荐更早(<40 岁)开始乳腺癌筛查。

(2) 乳腺自我检查: 每月 1 次。

(3) 乳腺 X 线检查: 每年 1 次。

(4) 乳腺超声检查: 每 6~12 个月 1 次。

(5) 临床检查: 每 6~12 个月 1 次。

(6) 必要时联合乳腺增强 MRI。

五、筛查方法

1. 乳腺自我检查 不能提高乳腺癌早期检出率和降低乳腺癌死亡率。但由于对乳腺自我检查的宣传能够提高广大女性的防癌意识,故仍推荐女性进行自我检查,并提醒女性熟悉自身乳房的状态,提高乳腺发生异常改变时及时就诊的概率。建议绝经前妇女选择月经来潮后 7~14 天进行乳腺自我检查。

2. 乳腺临床检查 作为单独的乳腺癌筛查手段效能欠佳,但与影像学检查结合,以及在欠发达地区影像学检查设备、人员有限的情况下仍有重要意义。

3. 乳腺超声检查 因其即时性导致乳腺癌检出的敏感度和特异度受操作者影响较大。

4. 乳腺 X 线检查 建议每侧乳腺常规拍摄 2 个体位,即头尾(craniocaudal,CC)位和内外侧斜(mediolateral oblique,MLO)位。乳腺 X 线检查对致密型腺体 / 年轻女性的肿块型病灶检出率欠佳,故需与乳腺超声检查相结合。

第二节 乳腺癌的临床表现及诊断流程、阳性体征记录方法

一、临床表现

乳腺癌是女性最常见的恶性肿瘤之一,乳腺因其位于体表只要重视往往易于发现,但是早期乳腺癌常无典型的症状和体征,常在体检中发现,典型的症状和体征多见于中晚期乳腺癌。

1. 全身症状 绝大多数早期乳腺癌没有全身症状,只在晚期出现相应症状,如骨转移出现相应部位疼痛、骨折、腰疼、四肢麻痹等,肺及胸膜转移出现咳嗽、胸痛、呼吸困难等,脑转移出现各种神经症状,内脏转移出现相应症状。

2. 局部症状

(1)乳腺肿块:除单纯 Paget 病(佩吉特病)、单纯微

小钙化灶、血性溢液外,大部分乳腺癌患者以乳腺肿块首诊,患者常无意中发现乳腺肿块,多为单发,无痛,质硬,活动度不佳。

(2)乳头、乳晕异常:乳头内陷、偏斜多由于肿瘤侵犯牵拉引起(需除外导管先天发育不良、既往炎症等情况所致);乳头湿疹表现为乳头皮肤瘙痒、糜烂等,不除外 Paget 病。

(3)乳头溢液:表现为单孔、少数为多孔乳头黄色浆液性溢液、血性溢液等,需重视恶性肿瘤可能,表现为多孔无色、淡乳汁样溢液的多由于一些良性病或内分泌异常如垂体瘤等引起。

(4)皮肤改变:表现为局部隆起或凹陷(酒窝症,Cooper 韧带受侵引起),局部晚期皮肤受侵淋巴导管循环受阻时表现为乳腺皮肤水肿橘皮样改变,严重皮肤侵犯可出现红肿类炎症表现,甚至乳腺皮肤小结节、破溃等。

(5)腋窝淋巴结肿大:腋下肿大淋巴结可以由不同疾病引起,在乳腺癌情况下往往淋巴结质硬,早期多可活动,随着病情发展,淋巴结逐渐固定并融合。

(6)胸肌侵犯及胸壁固定:乳腺癌在晚期经常发生胸肌侵犯,表现为肿瘤与胸肌半固定、固定,进一步发展可出现肿瘤侵犯胸壁与之固定,多伴随半乳或全乳受侵。

二、诊断流程

乳腺癌诊断流程见图 2-1。

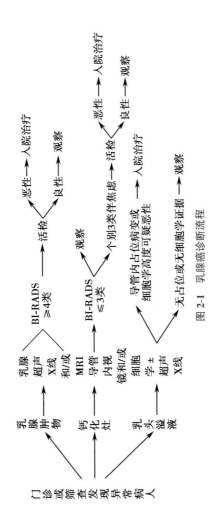

图 2-1 乳腺癌诊断流程

三、阳性体征记录方法

1. 视诊 选择光线好的空间,患者坐位、立位或卧位,裸露上半身或双乳,必要时上举双臂。

(1)外观:乳腺发育情况,两侧乳房是否对称,大小是否相似,局部有无隆起或凹陷(酒窝症),必要时加做上举放下动作。

(2)皮肤:观察皮肤有无发红、水肿(橘皮样变)、结节、破溃等,如有红肿要对比皮温有无升高,并做好记录。

(3)乳头乳晕:观察两侧乳头是否在同一水平(正常情况双侧乳头向外下略偏斜),乳头是否有偏斜、凹陷,乳头、乳晕有无糜烂、脱屑等。

2. 触诊 触诊是发现乳腺肿瘤的重要手段,正确的触诊手法至为重要。

(1)乳房触诊

a. 检查方法:触诊的时间以经后为适宜,体位选择坐位或仰卧位,手法采用平手法(四指平伸)和 / 或指腹法(第 2~4 指腹聚集)检查,忌用手指挤捏乳房组织。触诊循序对乳房外上(包括腋尾部)、外下、内下、内上、中央区做全面检查。先查健侧,后查患侧。发现乳房肿块后,应详细记录肿块部位,可以是复合部位(图 2-2),也可将肿块分别描述为位于几点钟方向 + 其距离乳头的距离;同时记录肿块大小、形态、硬度、弹性,表面是否光滑,边界是否清楚以及活动度。轻轻捻

起肿块表面皮肤,了解肿块是否与皮肤粘连。最后轻
挤乳头,了解有无溢液,若有溢液,依次挤压乳晕四周,
记录溢液性质,单孔还是多孔,来源方向。

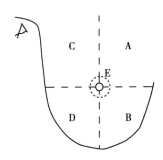

图 2-2 乳腺病变所在部位的记录示意图
A. 内上;B. 内下;C. 外上;D. 外下;E. 乳头乳晕。

b. 鉴别诊断:有关乳腺良恶性病变鉴别诊断要点
见表 2-1。

表 2-1 乳腺常见良恶性病变鉴别诊断要点

项目	乳腺癌	乳腺增生	乳腺囊肿	纤维腺瘤	叶状肿瘤	导管内乳头状瘤
形状	不规则类圆形	结节感	圆形	类圆形圆形	类圆形分叶状	圆形条索状
硬度	硬	韧	软稍硬	软稍硬	软稍硬	软稍硬
弹性	–	+	+	+	+	+
边界	不清楚	–	清楚	清楚	清楚	清楚

续表

项目	乳腺癌	乳腺增生	乳腺囊肿	纤维腺瘤	叶状肿瘤	导管内乳头状瘤
活动度	差		活动	活动	活动	活动
溢液	-或血性	浆液性血性	-	-	-	浆液性血性
疼痛	-	有	-~+	-	-	

(2)淋巴结触诊:于患者对面坐,嘱患者检查侧手臂下垂或置于检查者手臂使腋窝充分松弛,以平手法先至腋顶部,自上而下,检查腋窝淋巴结,随后检查胸肌旁,背阔肌前缘淋巴结,最后检查锁骨上下颈部(检查时患者头略低下),如发现阳性淋巴结,详细记录部位、大小、质地。

第三节　乳腺影像学检查

一、乳腺超声检查

超声检查具有实时便捷、无创无电离辐射的优势,适用于几乎所有人群。它对乳腺结节性病变具有较高灵敏度,尤其是针对乳腺 X 线检查提示为致密型乳腺(c 型或 d 型)的人群,并且可以同时进行乳腺引流范围淋巴结的检查。但其局限性在于受超声医师主观经验影响较大。

1. 乳腺超声的适应证　参考《血管和浅表器官超声检查指南》，乳腺超声检查的适应证如下。

(1)有乳腺相关症状、体征者：触诊发现乳腺肿块、乳头溢液、乳头内陷、局部皮肤改变等。

(2)作为其他影像学检查乳腺异常或诊断困难的补充检查。

(3)乳腺病变的随访：观察以前超声发现的乳腺病变稳定性及变化；随访乳腺癌新辅助治疗患者肿瘤及淋巴结变化。

(4)乳腺病灶术前术后评估

a.术前评估包括病灶位置、大小、数目，引流淋巴结等，并可进行体表病灶范围定位。

b.术后评估包括术后早期了解局部血肿、积液等，术后定期随访可提示恶性肿瘤复发转移情况。

(5)乳腺假体植入后评估，是否完整、有无变形、有无破裂。

(6)超声引导细针/空芯针穿刺活检及术前导丝置入定位等；为各种乳腺微创治疗提供超声引导。

(7)常规体检：一般人群及无症状的乳腺癌高危人群乳腺检查。

2. 乳腺超声的检查方法　乳腺超声扫查体位常规取仰卧位，双臂充分上举，扫描范围自腋窝顶部至双乳下界，包括全乳及腋窝，乳腺癌术后患者包括前胸壁。常规超声可以早期、敏感地检出乳腺内可疑病变，灰阶超声成像主要用于观察病灶形态界限、内部及后方回声特点、周围组织回声及结构改变等,彩色多普勒血流成像(color Doppler flow imaging,CDFI)可以反映病灶内部及周边血流情况、血管走行特点,二者结合有助于确定病变性质。

3. 乳腺超声评估分类　超声对乳腺病灶特征描述的专业术语要有统一的规范标准,本书对乳腺病灶的分类标准参照 2013 年美国放射学会(American College of Radiology,ACR)的乳腺影像报告与数据系统(breast imaging reporting and data system,BI-RADS)对乳腺病灶进行分类,并结合《中国抗癌协会乳腺癌诊治指南与规范(2021 年版)》《乳腺癌诊疗指南(2022年版)》《乳腺超声若干临床常见问题专家共识(2018版)》的内容,制定了符合中国实际情况的分类标准。

(1)评估未完成

BI-RADS 0 类:现有影像未能完成评估,需要其他影像检查(如乳腺 X 线检查或 MRI 等)进一步评估或与既往检查比较。《乳腺超声若干临床常见问题专家共识(2018 版)》建议尽量不做 BI-RADS 0 类的诊断,若出现以下情况可酌情考虑:①患者情况特殊导致超声不能扫查完全,如乳腺区域皮肤表面有较大破损或巨大乳腺致深面结构显示不清等,可以提示 BI-RADS 0 类;②局部回声明显不均匀但没有发现明确占位、有客观临床体征但超声没有明确占位、腺体内大量点状强回声但没有发现明确占位、患者乳头溢血但扩张导管内没有发现明确占位等情况,均可提示 BI-RADS

0 类。

（2）评估完成

a. BI-RADS 1 类：阴性，临床上无阳性体征，超声影像未见异常，如无肿块、无结构扭曲、无皮肤增厚及无微小钙化等。建议常规体检（每年 1 次）。

b. BI-RADS 2 类：良性病灶，如单纯囊肿、乳腺内淋巴结（也可以归入 1 类）、术后积液、乳腺假体、脂肪瘤、至少经 2 年或 3 年无改变的复杂囊肿／可能的纤维腺瘤等。建议定期随访（每 6 个月至 1 年 1 次）。

c. BI-RADS 3 类：可能良性病灶，是指恶性可能在 0~2%，有以下 6 种超声改变可评估为 3 类。①边缘光整、椭圆形且呈水平方位生长的肿块；②单发的复杂囊肿；③簇状小囊肿；④脂肪坏死；⑤脂肪小叶的边缘产生的折射声影；⑥术后改变所致的结构扭曲。建议短期随访（每 3~6 个月 1 次），2 年随访无变化者可降为 2 类。

d. BI-RADS 4 类：可疑的恶性病灶，此类病灶的恶性可能性为 2%~95%。一旦评估为 4 类即建议进行病理学检查以明确诊断。

4A：低度可疑恶性（3%~10%）。病理报告结果一般为非恶性，在获得良性的活检或细胞学检查结果后应进行 6 个月或常规的随访。如可扪及的、局部界限清楚的实质性肿块，超声特征提示为纤维腺瘤；可扪及的复杂囊肿或可能的脓肿。

4B：中度可疑恶性（>10%~50%）。病灶显示边缘部分光整、部分模糊的肿块,如果病理结果为纤维腺瘤或脂肪坏死,则可随访,如果病理结果是乳头状瘤,则可能需要切除活检。

4C:高度可疑恶性(>50%~94%),但不像5类那样典型的恶性。例如边界不清的不规则实质性肿块或新出现的簇状细小多形性钙化。该类病灶很可能会是恶性的结果。建议行病理学检查(如细针穿刺抽吸术、空芯针穿刺活检、手术活检)以明确诊断。

e. BI-RADS 5类:高度提示恶性(几乎肯定恶性),恶性可能 ≥95%,超声图像具有典型的多项恶性特征,伴有或不伴有腋窝淋巴结的转移,应积极采取适当的诊断及处理措施,以明确诊断、积极治疗。

f. BI-RADS 6类:已经活检证实为恶性,应采取适当的措施。

4. 乳腺超声检查报告的组成 报告用词应当具体、标准而简洁,使用专业术语;数据测量应该遵守规范,其包括下列内容。

(1)患者信息的记录:包括姓名、年龄和诊疗记录号码等。

(2)双侧乳腺组织总体声像图描述:按乳腺回声组成情况,分为均质的脂肪组织回声、均质的纤维腺体回声和混杂回声3种类型。

(3)有意义的异常及病灶的声像图描述

a. 记录病灶:记录病灶所在侧、病灶位置(一般应用钟表定位法)、标明病灶与乳头的距离、大小(至少两个径线,大者最好三个径线),对于 2 类及 3 类同性质的病灶较多时可选取较大及有特征的病灶测量,没有必要测量所有病灶;对于 4 类及以上的病灶,如亚类不一致,须分别描述及记录方位和测量值;亚类一致时建议逐一记录病灶方位及距乳头的距离,统一描述病灶特征。

b. 病灶声像图的描述:按照 BI-RADS 分类内容标准进行描述,包括病灶的外形、边界、边缘、内部及后方回声、周围组织、病灶及周围的钙化、血流,以及采用特殊手段检查(如弹性成像、三维成像、超声造影等)所见的各项特征,尽量用规范化术语描述,并注意保持与病灶诊断和分类的一致性。

c. 结论:包括乳腺正常或异常、发现病灶的物理性质、对应的诊断分类(因为对应的分类在指南中有相应的处理建议,不推荐在报告结论中重复提示),如果可能的话应尽量作出适当的临床诊断或可能的病理诊断。

d. 病灶图像存储:病灶应当存储 2 个垂直切面以上的声像图,声像图上有完整的各种条件记述及位置标识。

5. 乳腺超声新技术及临床应用

(1) 超声造影　乳腺超声造影(contrast-enhanced ultrasound,CEUS)检查目前常通过静脉注射微泡造影剂来显示病灶微血管灌注特点。造影剂建议用量为 2.4~4.8ml,多次注射观察间隔时间应大于 10 分钟。

《中国超声造影临床应用指南》中对乳腺的应用包括：①乳腺病灶良恶性辅助鉴别。乳腺癌 CEUS 常表现为不均匀高增强，增强后边界不清，形态不规则，造影剂呈向心性灌注，并可显示造影剂滞留于滋养血管中，增强后病灶面积大于常规超声测量值；乳腺良性病灶通常为较均匀的等增强或低增强。但因乳腺本身为乏血供器官，CEUS 时增强特点其实并不明显，尤其对于常规灰阶超声鉴别良恶性较困难的病灶，CEUS 表现往往也并不典型，因此 CEUS 对乳腺良恶性病灶仅有辅助鉴别价值。②乳腺癌术后瘢痕与复发的鉴别。早期术后瘢痕可有肉芽形成而有血供，但通常一年半以后瘢痕纤维化而无血供，复发则仍表现为乳腺癌造影特点。③引导乳腺病灶穿刺活检。对 CEUS 强化部分穿刺可以避免取材为坏死组织，提高穿刺结果阳性率。此外，除了指南中提到的应用外，CEUS 对 CDFI 无法探及血流信号的病灶性质也具有鉴别价值。④不清晰囊肿和实性肿瘤的鉴别。不清晰囊肿 CEUS 全程表现为无增强，纤维腺瘤等实性肿瘤则造影后增强。⑤扩张导管内沉积物与导管瘤的鉴别。导管内沉积物 CEUS 全程表现为无增强，导管内乳头状瘤则增强。但值得注意的是，有一些导管内沉积物伴有导管周围炎症改变时，导管周围因炎症反应可能出现明显增强，对导管内小病灶的强化情况可能会造成干扰和误判。

　　（2）弹性成像　超声弹性成像可以评价组织硬

度,对于部分乳腺病变的良恶性判断有一定的辅助价值,多数乳腺良性病灶质地较软,而恶性肿瘤多数硬度较高。《超声 E 成像临床应用指南》中对乳腺病灶弹性成像杨氏模量数值在良恶性鉴别及乳腺 BI-RADS 分类中类别调整做出如下建议(表 2-2)。①乳腺病灶良恶性鉴别的弹性成像参考阈值为最大杨氏模量值(Emax)≥60kPa;②乳腺 BI-RADS 4A 类病灶同时 Emax ≤ 40kPa,可降级为 BI-RADS 3 类;③乳腺 BI-RADS 3 类病灶同时 Emax ≥ 50kPa,可升级为 BI-RADS 4A 类。

表 2-2 乳腺 E 成像临床诊断参考表

乳腺病灶良恶性参考阈值		Emax ≥ 60kPa	主要参考乳腺肿块硬度值
辅助 BI-RADS 分类升 / 降评估	4A 类降级为 3 类	BI-RADS 4A+ Emax ≤ 40kPa	结合灰阶超声 BI-RADS 分类进行鉴别诊断
	3 类升级为 4A 类	BI-RADS 3+ Emax ≥ 50kPa	

二、乳腺 X 线检查

1. 乳腺 X 线检查的选择

(1)常规检查:针对有症状人群的常规乳腺 X 线检查射线剂量低,不会危害女性健康,但是正常女性不需要短期内反复进行乳腺 X 线检查,年龄在 40 岁以下、无明确乳腺癌危险因素或者临床体检未发现异常的女性不建议进行此项检查。

（2）乳腺癌筛查：针对无症状妇女的一种防癌措施，做到早期发现、早期诊断及早期治疗，最终目的是降低乳腺癌的死亡率。一般风险人群乳腺癌筛查的起点年龄为 40 岁，每 1~2 年进行 1 次乳腺 X 线检查，针对致密型乳腺（c 型或 d 型腺体）联合超声检查。乳腺癌高危人群可以提前进行筛查（年龄小于 40 岁），每年进行 1 次 X 线检查。

2. 乳腺 X 线检查方法

（1）常规体位：每侧乳房常规应摄 2 个体位，即头尾（craniocaudal，CC）位和内外侧斜（mediolateral oblique，MLO）位。

（2）补充体位及特殊摄影技术：对于常规体位显示不良或者未包全的乳腺实质，可以根据病灶位置选择以下补充体位，外内侧（lateromedial，LM）位、内外侧（mediolateral，ML）位、内侧头尾（medial craniocaudal，MCC）位、外侧头尾（lateral craniocaudal，LCC）位、尾叶位及乳沟位。并且可以在任何投照体位上进行局部加压摄影、放大摄影或者局部加压放大摄影，使病灶得以更好地显示。

3. 诊断报告规范　参照美国放射学会 BI-RADS 分类标准，描述乳腺内肿块、钙化、结构扭曲、不对称征象、乳内淋巴结及合并征象（皮肤凹陷、乳头凹陷回缩、皮肤增厚、小梁结构增粗、腋窝淋巴结肿大等）。

（1）腺体分型：简要描述腺体构成，随着腺体致密程度增加,病灶检出效能随之减低。a 型:脂肪型,乳腺组织几乎完全被脂肪组织所替代;b 型:乳腺组织内有散在的纤维腺体;c 型:乳腺组织呈密度不均匀增高,很有可能遮蔽小肿块;d 型:致密型,乳腺组织非常致密,会降低乳腺 X 线检查的灵敏度。

(2)详细描述 X 线所见

a.病灶定位:左侧、右侧或双侧乳腺;象限(外上、外下、内上、内下),深度,与乳头距离,另外还包括乳晕下区、中央区和腋尾部。

b.肿块:大小、形态、密度,是否伴钙化及其他伴随征象;

c.钙化:形态、分布及伴随征象;

d.结构扭曲:是否伴有钙化,其他伴随征象;

e.不对称征象:是否伴有钙化,其他伴随征象;

f.其他合并征象:如乳腺内淋巴结、单侧导管扩张、皮肤凹陷、乳头凹陷、小梁结构增粗、腋窝淋巴结肿大等。

(3)评估分类:根据 BI-RADS 分类标准对每一个病灶进行完整评估。

a.不完全评估

BI-RADS 0 类:需要召回补充其他影像学检查,进一步评估或与前片比较,推荐的其他影像学方法包括局部加压摄影、放大摄影、特殊体位投照和超声等。

b.完全评估

BI-RADS 1 类:阴性,无异常发现,X 线表现为双乳对称,无肿块、结构扭曲及可疑钙化。恶性可能性为 0。

BI-RADS 2 类：良性表现，例如伴钙化的纤维腺瘤、皮肤钙化、金属异物、多发分泌性钙化、血管病变、含脂肪病变、乳内淋巴结、有手术史的结构扭曲、植入的假体等。恶性可能性基本为 0。

BI-RADS 3 类：有很高的良性可能性，包括不可触及的边缘清晰的无钙化肿块、局灶性不对称、孤立集群分布的点状钙化。恶性可能性 ≤ 2%。

BI-RADS 4 类：无典型恶性征象，但有恶性可能性（2%~95%），需要活检，再细分为 4A、4B、4C。

4A：需活检但恶性可能性较低，>2%~10%，对活检或细胞学检查为良性的结果比较可以信赖。包括可扪及、部分边缘清楚、超声提示可能为纤维腺瘤的实体性肿块或复杂性囊肿；未扪及肿块的结构扭曲；未扪及肿块的局灶性非对称致密；不定形钙化或粗糙不均质钙化。

4B：中度恶性可能，恶性可能性>10%~50%，对这类病变穿刺活检结果可信度的认识，放射科医师和病理科医师达成共识很重要。包括单发成簇的不定形或细小多形性钙化；难以归类的单发边缘模糊的肿块；扪及肿块的结构扭曲；扪及肿块的结构扭曲伴局灶性非对称致密。

4C：高度可疑恶性，尚不具备 5 类的典型恶性特点，恶性可能性>50%~95%。包括边界不清、不规则形的实体性肿块；新出现的成簇分布细小多形性钙化。

如果穿刺病理结果为良性,需对病理结果做进一步评价。

BI-RADS 5 类:高度怀疑恶性(几乎肯定的恶性),恶性可能性 ≥ 95%。包括形态不规则星芒状边缘的高密度肿块;段样和线样分布的细小线样和分支状钙化;不规则星芒状肿块伴多形性钙化。

BI-RADS 6 类:对已被穿刺活检或局限切除活检病理证实为乳腺癌,但还未进行手术切除的影像评价。主要评价先前活检后的影像改变(如切缘阳性,是否有残留;活检后是否有新发现);监测术前新辅助化疗的影像改变。

三、乳腺 MRI 检查

1. 乳腺 MRI 的适应证、禁忌证与成像推荐技术

(1)乳腺 MRI 的适应证:高危人群筛查;评估乳腺癌的范围;评估肿块切除术后切缘阳性的残留病灶;寻找腋窝淋巴结转移患者的原发灶;评价新辅助化疗疗效;乳腺 X 线/超声(-)、乳腺导管造影(-)或无明确结论的病理性乳头溢液;鉴别可疑复发灶和瘢痕;评估超声阴性可疑结构扭曲;无法由超声引导立体定位活检;评估硅胶假体植入物的完整性和并发症。

(2)乳腺 MRI 的禁忌证:体内有起搏器、外科金属夹等铁磁性物质及其他不得接近强磁场者;具有对任何钆螯合物过敏史者;药物无法缓解的幽闭恐惧症;

无法配合检查患者,如无法俯卧位、不同意接受增强检查等。

(3)乳腺 MRI 成像推荐

a. 磁场和线圈:高场强磁体(1.5T 或 3T)增加信噪比,提高空间分辨率及抑脂效果;多通道双侧乳腺线圈;高空间分辨率(≤1mm)、高时间分辨率(≤2 分钟内完成双乳 3D 扫描);并行成像:高空间分辨率和时间分辨率兼顾;

b. 检查体位:俯卧位,双乳自然垂于双侧线圈内;

c. 扫描序列:推荐横断位成像,因其可以双乳同时扫描,成像层数少;T_1 平扫(不抑脂);T_2 抑脂或短 T_1 反转恢复序列(STIR);弥散加权图像(平面回波成像);脂肪抑制的 3D 梯度回波序列,包括增强前与多期增强扫描成像;增强扫描:使用高压注射器静脉注射钆造影剂,剂量 0.1~0.2mmol/kg,速率 2.0ml/s,之后跟注 20~30ml 生理盐水。若评价硅胶假体:平扫;横断、矢状位 T_2 加权像(不抑脂),3~4mm 层厚:评估假体囊的完整性;水饱和 STIR:仅硅胶为高信号,有助于评价囊外硅胶。

(4)后处理

a. 运动相关:校准增强前后图像,减少配准不良。

b. 最大密度投影:强化结构的整体 3D 观,包括纤维腺体组织与肿块。

c. 动态增强曲线:判断病变的强化方式。

d. ADC 值测量:定量评估弥散受限程度。

2. 乳腺 MRI 形态及特征描述

(1)点状病变:点状病变是点状的强化灶,因为太小而难以用某个特定的形态特征来定性,并且强化之前的平扫没有对应异常。点状病变没有占位效应,也不是肿块,但与周围腺体的增强截然不同。一般来说,其大小均在几毫米,但不建议采用严格的大小标准,因为<5mm 的乳腺癌在磁共振上是可以看到的。多点病变代表一种背景实质强化(background parenchymal enhancement,BPE)的模式:广泛散在分布的微小强化点之间间隔以正常的非强化乳腺组织。

具有下述特征的点状病变倾向于恶性:T_2 序列非高信号、无脂质核心、流出型曲线、与既往检查对比变大或新发。如果点状病变表现为不规则形状、不清晰边缘或者具有内部增强特征,应将其归为肿块。

(2)肿块:肿块是三维立体、有空间占位效应的结构,轮廓向外凸出,推挤或不推挤周围正常组织或者以其他方式影响周围正常组织。最好在空间分辨率足够高,足以评估肿块的形状和边缘时,通过分析肿块形态学特征来判断肿块的良恶性。

a.形状:卵圆形 / 圆形 / 不规则形。

b.边缘:清晰 / 不清晰(不规则、毛刺状)。

c.内部强化程度:均匀 / 不均质 / 边缘强化 / 内部暗分隔。

(3)非肿块样强化:如果强化既不是点状也不是肿块样,则可归类为非肿块样强化(non-mass enhancement,

NME）。NME 指强化的区域不是一个肿块，可以扩展为一个或大或小的区域，其内部的强化特征与周围的正常乳腺实质不一样。

　　a. 分布：局灶 / 线样 / 段样 / 区域 / 多发区域 / 弥漫。

　　b. 内部强化模式：均匀 / 不均质 / 集簇状 / 成簇环状。

　　c. 其他征象：乳头乳晕改变、皮肤改变、胸肌 / 胸壁改变、结构扭曲、淋巴结肿大等。

　　3. 动态增强曲线评估　逐像素增强信号强度的动态分析可以获得病变随时间的增强速率。通常用时间 - 信号强度曲线（time intensity curve，TIC）来描述此动态参数。

　　TIC 可以分为三个主要类型，反映强化早期和延迟期的特征。早期增强由增强后获得的第一期信号强度与增强之前的强度对比而获得。增强强度小于 50% 为"缓慢"，50%~100% 为"中等"，大于 100% 为"快速"。延迟期的增强分为三种主要类型：渐增型曲线描述的是在增强后期强化随时间渐进性增强。平台型曲线在达到曲线峰值后信号强度保持不变，通常在图像增强 2~3 分钟之后。流出型曲线表现为强化在达到峰值之后信号强度逐渐降低。一般情况下，在延迟期，渐增型的强度较初始期相比 ≥ 10%。平台型的强度与初始期持平。流出型的强度较初始期相比 ≤ 10%。在用动态曲线描述病变时，良性和恶性病变之间存在交叉。一个大致规律是，多数良性病变具有渐增型曲线，多数恶性病变具有流出型曲线。平台型曲线既可见于良性病变,也可见于恶性病变。对动态增强的定义和解释仍然在不断进展和扩充。

4. 弥散加权图像　DWI 技术的原理是乳腺内不同组织之间的水分子交换(弥散)差异。正常组织和病变组织的弥散速率存在差异。DWI 可以通过计算乳腺组织内水弥散获得表观弥散系数(apparent diffusion coeffecient,ADC)来量化。以往的研究显示良性病变和恶性病变有着不同的 ADC,通常把 1.2×10^{-3} mm/s 作为截止值,大于该值通常认为病变偏良性可能大,小于该值偏恶性可能大。但是这只是文献和临床经验总结得到的数值,还需对患者进行个性化综合分析,得到最后结果。

5. 乳腺 MRI 报告评估　临床中用 BI-RADS 评估分类系统对乳腺 MRI 结果进行评估,BI-RADS 评估分类和处理建议见表 2-3。

表 2-3　**MRI BI-RADS 评估分类和处理建议**

评估分类	处理	恶性可能性
0 类:检查不完整——需要结合其他的影像评估	推荐进一步检查:乳腺 X 线或针对性超声	N/A
1 类:阴性	如果终身风险累计≥20%,考虑常规乳腺 MRI 筛查	恶性可能性基本为 0
2 类:良性	如果终身风险累计≥20%,考虑常规乳腺 MRI 筛查	恶性可能性基本为 0

续表

评估分类	处理	恶性可能性
3 类:良性可能性大	短期(间隔 6 个月)随访	恶性可能性 0~2%
4 类:可疑	组织活检	恶性可能性 >2%~<95%
5 类:恶性可能性大	组织活检	恶性可能性 ≥95%
6 类:活检证实的恶性肿瘤	如无禁忌证,应限期手术	N/A

四、乳腺 CT 检查

1. 乳腺专用 CT 检查　现代乳腺专用 CT 机从几何学的角度及采用特殊设计的重建算法降低乳腺的辐射剂量,同时使图像更加清晰。乳腺专用 CT 均采用俯卧位,使乳腺悬垂,改变了乳腺的立体几何学构建。目前,在乳腺专用 CT 机的设计中已提出了具有不同图像采集方式(如锥形束、扇形束、平行束)、不同探测器类型(如平板能量积分、光子计数)和不同成像模式(如吸收对比、相位对比)的专用系统,其中锥形束 CT 最具有代表性,大多数专用乳腺 CT 系统为乳腺锥形束 CT(cone beam breast computed tomography,CBBCT)。

2. 乳腺锥形束 CT 技术特点　乳腺锥形束 CT 主要由锥光束 X 射线球管和平板探测器构成。成像过程包括:X 射线球管和平板探测器围绕受检侧乳房行

360° 旋转扫描,脉冲曝光 300 次,采集全部数据,经计算机分析、处理后,形成三维各向同性的乳腺层图像。投影数据通过乳腺锥形束 CT 系统采集,探测器足以覆盖整个乳腺,投影数据是在一个单一的循环扫描中获得。有研究表明,乳腺锥形束 CT 用于诊断评估时,平均腺体剂量在 7~13.9mGy,随着技术发展,平均腺体剂量将逐渐降低。与乳腺 X 线相比,CBBCT 优势:①无乳腺组织重叠,有利于病灶显示;②无须压迫乳房,有助于提高患者检查舒适度。与乳腺 MRI 相比,CBBCT 优势:①有利于显示微钙化;②扫描速度较 MRI 更快;③无金属植入物禁忌。

3. 乳腺专用 CT 适应证 乳腺专用 CT 适应证包括:乳腺病变的早期诊断及鉴别诊断;乳腺癌术前评估;乳腺病变的随访与监测;乳腺癌新辅助治疗疗效评价;定位穿刺活检和微创治疗。

4. 乳腺癌 CT 形态特点

(1)肿块型:该型肿块形态大致椭圆或不规则形,个别呈圆形,直径不等,边界清楚或不清楚。大多显示出肿块分叶状轮廓和毛刺样边缘。平扫时瘤体密度一般都高于腺体密度,均匀或不均匀;增强后 CT 密度更高,均匀或不均匀,轮廓更清楚。较大的肿块型癌肿,中央常有坏死或液化。

(2)浸润型:该型乳腺内局限片状病灶,密度略高于周围腺体,边界不清,无明确肿块,有时与小叶增生不易区别。弥漫浸润者,整个腺体呈大片扁平状高密度区,边缘可见针芒状、长短不一的细纤维条索样致密影。

5. 乳腺癌密度特征　CT 容易显示肿瘤内钙化,表示为细盐样或砂砾样丛状或颗粒状高密度影,在乳腺癌中这种表现较为常见。CT 还可显示肿块与皮肤粘连、皮肤增厚、乳头下陷,以及肿块与深层肌肉粘连所致的乳腺后间隙消失。腋窝淋巴结转移时 CT 可显示肿大的淋巴结。

6. CT 检出腋窝淋巴结　乳腺癌中,腋窝淋巴结肿大有十分重要的意义,在无远处转移的患者中有无腋窝淋巴结肿大直接影响患者治疗方法的选择及其治疗后的存活率。但在实践中,用临床及常规影像学方法在检出腋窝淋巴结肿大上常有一定限度。

五、乳管镜检查

1. 乳管镜检查的适应证　临床上对于病理性乳头溢液的患者均可行乳管镜检查,具体适应证有:

(1)病理性异常乳头溢液(包含血性及浆液性溢液);

(2)乳头溢液细胞学检查:Class Ⅱ以上;

(3)B 超检查怀疑导管内乳头状瘤且伴有溢液的;

(4)乳管造影:中断,充盈缺损的;

(5)有条件做乳头溢液微量癌胚抗原(carcinoembryonic antigen,CEA)测定的,且测量值在 400ng/ml 以上者。对于多孔的乳汁样溢液笔者认为不应作为乳管镜检查的适应证。

2. 乳管镜检查方法

（1）操作步骤：患者取平卧位或侧卧位，术野常规消毒铺孔巾，以直径 0.35~0.75mm 的 Bownmann 探针蘸取利多卡因凝胶，逐次扩张溢液乳管，直至满意为止，取出探针置入内视镜，沿乳管镜的导水导气孔，用注射器注入适当消毒灭菌生理盐水并保持一定压力和张力，以便于观察，置入内视镜后应由置入最深处至开口处，再由开口处至最深处逐级逐分支仔细观察，最后完全退镜后，标出病变乳管体表投影方向，再次消毒后，贴无菌贴膜 24 小时后去除。

（2）记录内容

a. 溢液的颜色及溢液时间；

b. 溢液乳孔的位置、数量；

c. 进镜的体表投影方向和深度；

d. 各级乳管管壁情况，如弹性、光滑度，是否充血、水肿，有无局部溃烂、范围大小；

e. 管腔内所见溢液颜色，有无漂浮物、颜色，有无纤维网架等情况；

f. 发现的占位病灶数量、大小、形态、连续性、表面性状、颜色、有无出血、与周围管壁的关系、占据管壁范围、占据管腔范围，分级导管位置及体表投影方向；

g. 内视镜不能进入或达不到的终末乳腺导管开口处有无占位病变或血性溢液溢出。

3. 乳腺导管分级记录方法　参考日本乳管内视

镜研究会有关乳腺导管分级方法,将乳腺导管分级规定如下:乳头开口至出现第一次分支处,此段定义为主乳管,记录为D0;从第一次分支处至出现第二次分支处,此段定义为一级乳管,记录为D1;从第二次分支处至出现第三次分支处,此段定义为二级乳管,记录为D2;依此类推分别定义为三级乳管(D3);四级乳管(D4);五级乳管(D5)等。

4. 乳腺导管内占位病灶乳管镜下分型及表现

(1)隆起型:在乳管镜下表现为凸起于管壁表面的病灶,如息肉型(宽蒂、窄蒂)、不规则型;可为单发或沿管壁生长的多发类型,可以在管腔内小范围活动,也可为完全占据管腔,造成管腔闭塞;瘤体表面可以表现为光滑,也可出现轻度充血溃烂;镜下颜色多表现为红黄白三色相间或混合,与周围管壁界限明确;多出现在主乳管及Ⅰ级乳管内,多为良性的乳腺导管内乳头状瘤。

(2)浅表型:在乳管镜下表现为管壁表面的轻微凸起或凹陷,表面充血溃烂,可覆污苔,与周围管壁界限不清,多位于Ⅰ级乳管以下乳管,出现恶性的比率较隆起型高。

(3)混合型:在乳管镜下表现为隆起型、浅表型混合存在的状态,同样表面充血溃烂,可覆污苔,与周围管壁界限不清,多位于Ⅰ级乳管以下乳管,多为乳腺导管内乳头状瘤,乳腺导管原位癌的比率增高。

六、乳腺癌相关核医学检查

1. 正电子发射计算机体层显像仪（positron emission tomography and computed tomography，PET/CT） PET/CT 是近 20 年发展起来的一种先进的分子医学影像检查设备，融合了分子功能代谢成像与解剖结构成像的两大优势。与基于解剖结构的常规影像技术如超声、CT、MRI 检查比较，PET/CT 对肿瘤的诊断更早期、更全面、更准确。18F- 氟代脱氧葡萄糖（18F-fluorode-oxyglucose，18F-FDG）是最常用的正电子发射体层成像（positron emission tomography，PET）正电子核素显像剂，它是一种葡萄糖类似物，相对正常组织细胞来说，恶性肿瘤细胞对 18F-FDG 的摄取明显增加，据此可以鉴别病变的良恶性。18F-FDG PET/CT 在乳腺癌的早期诊断、分期、复发与疗效检测上具有十分重要的作用。

乳腺癌的预后和治疗取决于初始分期，正确的分期与再分期对治疗与预后有重大影响。与常规影像检查方法相比，18F-FDG PET/CT 在乳腺癌的 T 分期上并不具有优势，但作为一项全身性检查，能够发现常规影像检查无法检出的乳腺癌腋窝外的淋巴结转移和远处转移，提高临床分期的准确性，有利于制订更加合理的治疗方案，改善预后、提高生存率。《美国国立综合癌症网络临床实践指南：乳腺癌》及《中国临床肿瘤学会（CSCO）乳腺癌诊疗指南》建议对于诊断不明确或疑似乳腺癌的患者,可以应用 PET/CT 检查进一步明确诊断。对于常规影像学检查(如 CT 和 MRI)无法准确评估病变的患者,当需要明确是否复发或是否为多发病灶时可考虑选择 PET/CT。由于目前缺乏高级别证据的支持,不推荐 PET/CT 作为常规检查。《美国国立综合癌症网络临床实践指南:乳腺癌》对于 PET/CT 的应用比较保守,最新的《美国国立综合癌症网络临床实践指南:乳腺癌》里,PET/CT 只作为一个备用的选择,在乳腺癌患者有相应的临床症状,或者血液碱性磷酸酶升高,或者其他影像学手段无法确诊时才行 PET/CT 检查。而欧洲核医学协会(European Association of Nuclear Medicine,EANM)明确推荐 ⅡB 期及以上的乳腺癌使用 PET/CT 进行新诊断乳腺癌治疗前的分期。

判断腋窝淋巴结是否转移,对于乳腺癌的分期、治疗和预后至关重要。研究显示 PET/CT 空间分辨率较低,对于微小腋窝淋巴结转移不敏感;但 PET/CT 诊断乳腺癌腋窝淋巴结转移的特异度和阳性预测值较高,检查阳性的患者可不用行前哨淋巴结活检,直接行腋窝淋巴结清扫术。腋窝外淋巴结的放疗可以降低早期乳腺癌患者的复发率,延长无瘤生存期,《美国国立综合癌症网络临床实践指南:乳腺癌》及《中国临床肿瘤学会(CSCO)乳腺癌诊疗指南》均推荐 Ⅲ 期乳腺癌患者放疗时照射范围可以包括腋窝外淋巴结。而 PET/CT 检查腋窝外淋巴结阳性,可以为临床医师提供放疗照射范围选择的依据。术后早期 PET/CT 补充检查也可以为术后放疗照射范围的选择提供依据。

在诊断乳腺癌的骨转移方面,多数研究认为 PET/CT 要优于单光子发射计算机断层成像(singlephoton emission computed tomography,SPECT)骨扫描,具有较高的灵敏度和特异度,尤其是溶骨性和髓内转移,但骨扫描在诊断成骨性转移上优于 PET/CT。PET/CT 价格较贵、辐射剂量较大,目前临床不作为筛查骨转移的常规推荐,当其结果可能影响临床治疗策略时可选择使用。

2. 放射性核素骨显像 骨转移是乳腺癌最常见的转移部位。放射性核素骨显像是临床最常用的一种核医学显像技术,在检测乳腺癌骨转移方面显示出比常规显像技术(如 X 线或 CT 等)更高的灵敏度。《中国临床肿瘤学会(CSCO)乳腺癌诊疗指南》中提到,放射性核素骨显像是常用的骨转移初筛方法,推荐用于乳腺癌可疑骨转移的常规初筛,也可用于局部晚期($T_3N_1M_0$ 以上)和复发转移性乳腺癌的常规检查。《美国国立综合癌症网络临床实践指南:乳腺癌》亦推荐通过放射性核素骨显像(2B 类)来检测骨转移。目前,临床最常用的放射性核素骨显像的显像剂为单光子显像剂锝 -99m- 亚甲基二膦酸盐(^{99m}Tc-methylene diphos-phonate,^{99m}Tc-MDP)。与平面全身骨扫描相比,SPECT/CT 可提高骨转移的灵敏度和特异性,SPECT/CT 引导下的骨髓活检在乳腺癌患者中检测骨转移的灵敏度更高。骨扫描虽然灵敏度较高,但特异度较低,对于溶骨性病变治疗后的修复可能显示为闪烁现象或活性增加,从而被误诊为疾病进展。

第四节　乳腺癌的实验室检查

一、乳腺癌相关肿瘤标志物

早期乳腺癌目前缺乏特异性的肿瘤标志物。乳腺癌的血清肿瘤标志物包括:血清癌胚抗原(carcinoembryonic antigen,CEA)、糖类抗原 15-3(carbohydrate antigen 15-3,CA15-3)、癌症抗原 27.29(cancer antigen,CA27.29)、组织多肽抗原(tissue peptide antigen,TPA)、组织多肽特异性抗原(tissue polypeptide specific antigen,TPS)、血清 *HER2* 基因胞外结构域等。临床中最常应用的是 CEA 和 CA15-3。

1. 血清癌胚抗原　在肿瘤负荷较大的时候可能出现 CEA 的升高,因此可将其水平变化作为病情评估、监测复发转移、新辅助治疗、解救治疗的疗效评估。CEA 水平进行性升高,提示肿瘤负荷增大,可能出现了复发转移、耐药、进展。CEA 的正常值<2.5ng/ml,2.5~5ng/ml 为临界异常,超过 5ng/ml 为异常。罹患慢性炎症性肠病、慢性胰腺炎、慢性阻塞性肺疾病、多发硬化的患者 CEA 可能会出现临界异常,吸烟也可以引起 CEA 升高,临床上需注意鉴别。

2. 糖类抗原 15-3　作为乳腺癌的肿瘤标志物,其敏感性、特异性在早期乳腺癌中不佳,复发转移患者约80% 出现 CA15-3 升高。荟萃分析发现 CA15-3、CEA升高的乳腺癌患者预后不良,无病生存和总生存更差。在转移性乳腺癌患者的诊治中,血清肿瘤标志物的检测应结合影像检查、病史及查体,有助于更准确地评估病情。不建议仅将血清肿瘤标志物的变化作为临床诊断、评效的标准。

二、乳腺癌的生化检测

乳腺癌的常规生化检查包括:血常规、肝功能、肾功能、凝血功能、血电解质、血脂、激素系列等,主要是为评估体内重要脏器能否耐受手术、放化疗及靶向治疗等治疗方式,也可作为判断治疗后重要脏器有无损伤的基线。目前早期乳腺癌缺乏特异性的生化检查指标,晚期乳腺癌出现其他器官受累时,相应的生化指标可能发生变化。

当碱性磷酸酶升高或高钙血症伴或不伴骨痛、病理性骨折时,提示乳腺癌可能出现骨转移,推荐行放射性核素骨显像。当肝功能异常、碱性磷酸酶升高并伴腹部不适症状 / 查体异常时,提示乳腺癌可能出现肝转移,推荐行腹部 + 盆腔强化 CT 或 MRI 检查。乳腺癌的生化检查不能够作为临床诊断以及评效的标准,应结合病史、查体及影像检查,这样才更有助于准确地评估病情。

第五节 影像引导下乳腺病灶活检

一、乳腺细针吸取细胞学检查

细针吸取细胞学检查（fine-needle aspiration cytology，FNAC）是一项非常成熟的诊断技术。20世纪80年代，乳腺细针吸取细胞学检查在我国逐渐开展。目前，FNAC已在国内外广泛应用。

1. 乳腺细针吸取细胞学检查的适应证

（1）乳腺肿块的良恶性鉴别诊断：有些乳腺肿块单纯依靠临床物理检查和影像学检查不能明确肿瘤的良恶性。脂肪坏死、乳腺炎、颗粒细胞瘤和张力很高的乳腺囊肿等良性病变在临床触诊和影像学检查下容易与恶性肿瘤相混淆；而黏液腺癌、髓样癌，甚至一些分化很差的浸润性导管癌，由于肿瘤边界相对清晰，又容易与良性肿瘤相混淆。这时FNAC往往能为临床处理提供有价值的信息，但是仍建议粗针活检作为良恶性鉴别诊断的手段和依据。

（2）可手术乳腺癌的术前确诊：对于可进行手术治疗的乳腺癌病例，FNAC可使部分病例明确诊断，但是仍然首选粗针活检作为诊断的依据。并且在"三项检查"（即临床物理检查怀疑癌，影像学检查怀疑癌，针吸细胞学诊断为癌）结果相一致的情况下，可以免去术中冰冻活检，直接实施手术。

(3)胸壁复发灶的确诊:乳腺癌术后胸壁复发灶可表现为肿块、结节,甚至皮肤红斑。在临床上皮下结节需要和脂肪坏死结节鉴别,皮肤红斑需要和皮肤病及放疗反应相鉴别,FNAC 往往能提供有价值的诊断信息,但是仍然推荐粗针活检,如果复发灶较小或者活检风险较高可选择 FNAC。

(4)腋下淋巴结转移的术前诊断:如果术前能对腋下淋巴结转移明确诊断,可以省去术中前哨淋巴结活检。对于超声探及的可疑淋巴结进行超声引导下FNAC,可使大约 77% 的腋下淋巴结转移癌得到确诊,从而免于术中前哨淋巴结活检。但是因为乳腺癌的异质性,仍然建议术前对可疑的腋窝淋巴结进行粗针活检。

(5)对于初诊晚期的乳腺癌:如果颈部、锁骨上下有可疑的淋巴结,为确定肿瘤的分期,可以进行相应引流区域的淋巴结的细针穿刺抽吸术(fine needle aspiration,FNA)或粗针活检。

2. 乳腺细针吸取细胞学检查的禁忌证及并发症

(1)禁忌证:作为体表肿块,FNA 基本无禁忌。理论上对于有严重凝血功能障碍的患者、体质极度虚弱的患者,以及对 FNA 不能配合、顾虑重重的患者应慎做。

(2)并发症:常见并发症为疼痛、皮下淤血、出血,偶见血肿形成、气胸和晕厥。注意:FNAC 并不影响患者的生存率及存活率。

3. 乳腺细针吸取细胞学检查的操作规范

(1) 器械选择:建议采用 10ml 注射器,配有针头为 23G。

(2) 针吸操作

a. 肿块定位:首先详细了解病史,然后仔细触诊,记录肿块位置、大小、边界及活动度等情况。对可触及的乳腺肿块或乳腺组织局部的增厚区可直接进行 FNA,而对于无法触及的乳腺病变则应在影像引导下进行。

b. 消毒与麻醉:以进针点为中心,碘附消毒。通常不需要麻醉,因为注射麻醉药与针吸几乎同等疼痛。国外有人主张对于过度焦虑的患者可以应用 1% 的利多卡因进行麻醉。

c. 针吸过程:操作者左手固定肿块,右手持针将针头刺入肿块。当确定针尖抵达肿块后,拉回针栓,造成负压吸取细胞。在保持负压的状态下,改变针头方向。当看到针管乳头处有细胞吸出即可消除负压,拔出针头。先消除负压再出针,这一环节非常重要,因为针吸的细胞量甚少,通常在针头内,如果带着负压出针,吸出物就会到达针筒部,很难将细胞推出涂片。

d. 关于负压的大小及改变方向的次数:不同的操作者有不同的经验。文献中有人主张给 6~10ml 负压,但笔者认为增大负压固然可增加细胞的吸出量,但同时标本中的血也势必会增多,进而会导致涂片中血细胞遮盖肿瘤细胞影响诊断。我们的经验是:对于恶性肿瘤给 1ml 的负压即可吸出足够的肿瘤细胞,当肿块为增生性病变细胞不易吸出时可适当加大负压。换方向的次数也一样,如果细胞很容易吸出或肿块极易出血,那就少换方向尽快完成针吸,如果针吸过程中无明显的出血可适当增加换方向的次数。

(3)涂片制备:针吸完成后,将针头与注射器脱离。吸入空气,安上针头,用空气将针头内的细胞压出,打在玻片上。打在玻片上的吸出物可用针头以平行方向涂抹在玻片上,也可以另外一张玻片以 30° 角推开(同血涂片的制作)或水平拉开。当涂片完成后可将针筒内剩余的细胞涮入细胞保存液,用于液基制片或离心后制备细胞块。

a. 如果吸出物中混有较多血液:可待吸出物在玻片上涂开后将玻片竖起,让血液自然下流,以注射器将多余的血液吸出,以减少血液成分。对于血多的样本涂片时速度一定要快,尽可能在血液凝固前完成上述操作。

b. 如果吸出物含较多液体:可以将吸出物打在玻片上,以针尖将液体涂开,然后拿起玻片,缓缓将玻片直立,玻片长边向下,这时液体就会流向玻片长边下缘,以注射器吸去多余的液体,组织碎片则会留在玻片中央。

(4)固定与染色:染色方法不同,其采用的固定方法也不同。国内病理学工作者多采用湿固定,而干固定多为血液学工作者采用:

a. 干固定：即将玻片在空气中自然干燥，此固定方法适用于迪夫快速染色法，该染色方法用时短，在 2 分钟之内即可完成。

b. 湿固定：多用 95% 的酒精，固定 15 分钟以上，进行巴氏或 HE 染色。

4. 乳腺细针吸取细胞学检查的注意事宜

(1) 乳腺肿块有时看起来很大，但肿块的周边有可能仅是增生的乳腺组织，真正有病变的地方可能很小。因此，在针吸定位时往往不能按一般意义上所说的定位原则：小肿块穿中心，大肿块为避免穿到坏死区从周边进针。我们的经验是在肿块上寻找质地最硬，最突出的实性部分进针，这样就会增加取到病变的机会，最好在影像引导下进针。

(2) 许多乳腺肿块触诊界限并不清楚，有时仅表现为局部腺体增厚，这时选进针点比较困难。一般我们从腺体最厚处进针，进针后以针尖作为"探针"，根据针感来定位肿瘤。正常乳腺多为脂肪组织，进针后针感是空虚的，当针进入到抵抗力增加的部位时，大概是进到了理想的取样位置，最好在影像引导下进针，选择有意义的部位，并避开坏死组织。

(3) 乳晕区是感觉相对敏感的部位，选择进针点时应尽可能避免乳晕区。对于乳晕区的肿块，可以用推移的办法使其固定在乳晕区外再进针。

(4) 对于胸壁复发的小结节及红斑，进针方向应尽可能与皮肤相平行，针尖从肿块边缘刺入，以便针在肿块内有相对长的移动距离。注意针头不要拔离皮肤，以免空气吸入，增加涂片难度。

（5）对于皮肤有红肿、破溃的肿块，应尽可能从周围完好皮肤处进针，以免进针点皮肤弹性差而出现渗血、渗液。

（6）乳腺囊性肿块吸完囊液后一定要重新触摸肿块，如果还有可触及的肿块，一定要重新针吸实性区，以避免遗漏病变，最好在影像引导下进针。

（7）针刺感觉及吸出物性状对诊断常有帮助。乳腺增生针刺感为柔而韧，进出针都感到困难，有刺入橡皮之感，吸出物量少。乳腺癌针刺感硬而脆，有刺入沙堆样感觉，针吸时易出血，涂片时，细胞量丰富，可见灰白色颗粒。纤维腺瘤常介于癌与增生症之间。脂肪瘤与囊肿针刺时为空虚感。

（8）钼靶摄影宜在针吸前完成，因为针吸后的血肿或水肿容易使良性病变边界不规则，造成假阳性诊断。

5. 细针吸取细胞学检查乳腺癌细胞的镜下形态

（1）乳腺癌涂片细胞量丰富，涂片中满布成片及散在的癌细胞，硬癌细胞量较少。

（2）成片细胞，细胞排列紊乱，极性消失，细胞有互相重叠现象。有时可见细胞噬入现象。双极裸核有时可以见到，但量少。若细胞涂片中出现双极裸核细胞，此病例诊断为癌细胞一定要慎重。

（3）细胞核明显增大，核质比失调，可以有瘤巨细胞。

(4)散在细胞的细胞形态多种多样,呈现多形性。细胞大小不等,细胞核一般为圆形及卵圆形,边缘不规则,核膜增厚,核深染,染色质聚积粗大呈网状、块状。一个细胞内常有染色质不均现象,或半明半暗,核内可有空泡,有时细胞核呈毛玻璃样。

(5)核仁明显变大,可达 5μm 以上,有时核仁数目增多,达 5 个以上。

(6)各种各样的核分裂象,具有诊断价值。

(7)小叶癌的细胞质内还可见到伊红小体(magenta 小体),小体多位于细胞质内,为界限清楚的染色呈红色的特殊结构,PAS 染色阳性,周围有透亮空晕,似包涵体。

6. 浸润性导管癌的细胞学特征　细胞量丰富、细胞松散、黏着性差、单个散在的细胞多见。涂片背景血细胞比较多,有时可见坏死碎片。细胞大小不一,排列紊乱,极性消失,有时可见镶嵌现象。单个散在的肿瘤细胞恶性特征明显。细胞比正常导管上皮细胞大两倍以上,核质比倒置,染色质增粗,核膜不规则,核仁明显。一些分化差的癌细胞形态奇形怪状,有时可见多核肿瘤细胞。小细胞型的浸润性导管癌细胞量丰富,细胞核内染色质粗,部分合并有小叶癌的细胞特征。

二、病理组织学活检

1. 影像引导下乳腺组织学活检概述

(1)定义:影像引导下乳腺组织学活检一般是指在

乳腺 X 线、超声和 MRI 引导下进行乳腺活组织病理学检查(简称粗针活检)的方法,适合于所有可疑的乳腺病灶,特别适合于未扪及的乳腺病灶(如小肿块、钙化灶及结构扭曲等)。

(2)分类

a. 引导方法:分为超声引导、X 线立体定位引导、MRI 引导。原则上,应使用与发现病灶的影像方法相同的引导技术进行操作。如果多种影像技术同时发现了病灶,应选择操作更为简便和易行的引导方法。

b. 活检方法:空芯针穿刺活检(粗针穿刺)、金属丝定位手术活检、真空辅助乳腺活检(真空辅助旋切术)等。提倡在术前进行影像引导下乳腺组织学活检;具备组织学活检条件的应行组织学活检以明确病理及免疫组织化学,不具备条件的可考虑直接行影像引导下金属丝定位手术活检。

2. 影像引导下乳腺组织学活检的适应证、禁忌证

(1)乳腺超声引导下乳腺病灶活检的适应证:乳腺超声发现可疑乳腺占位性病变,BI-RADS ≥ 4 类建议活检,部分 3 类病灶,必要时可考虑活检以明确诊断。

(2)乳腺 X 线影像引导下乳腺病灶活检的适应证

a. 乳腺未扪及肿块,乳腺 X 线检查发现可疑微小钙化病灶,BI-RADS ≥ 4 类。

b. 乳腺未扪及肿块,而乳腺 X 线发现其他类型的BI-RADS ≥ 4 类的病灶(如肿块、结构扭曲等),提倡超声、MRI 检查,如发现肿块,可超声或 MRI 引导下进行活检,如未发现异常可以密集观察或 X 线影像引导下活检。

c. 乳房体检扪及肿块,且乳腺 X 线提示相应位置有占位性病变,需要行微创活检或微创切除以明确诊断。

(3) 乳腺 MRI 引导下乳腺病灶活检的适应证　对于仅由 MRI 发现的病灶,首先建议超声复查。如果超声检查在相应部位发现病灶,建议在超声引导下进行活检,如超声检查未能发现,则在具备条件的单位,可行 MRI 引导下活检。

(4) 影像引导下乳腺组织学活检的禁忌证　有重度全身性疾病及严重出血性疾病及各种原因无法配合活检者。对于超声引导下真空辅助乳腺活检,如为靠近乳头乳晕区皮肤的病灶及邻近乳房假体的病灶,易引起皮肤及假体副损伤;另外,伴有粗大钙化的病灶易引起旋切刀损伤。因此,对于上述情况,操作者应根据经验严格选择。

3. 影像引导下钢丝定位手术活检

(1) 定位金属丝的置入

a. 置入位置:在影像引导下放置定位金属丝至病灶中央部位。

b. 穿刺针道和钢丝插入点:尽量位于外科医师标记的手术切口范围内。

（2）定位病灶的切除

a. 切除范围：术中切除以定位金属丝顶端为中心，应根据病灶大小，估计距肿块或病灶边缘 1cm 的范围做切除。

b. 微小钙化灶切除后摄片：微小钙化灶的活检标本应当立即摄片，待术者确认取到病灶后，并将标本影像片和标本一起送病理学检查。

c. 活检标本切除后的处理：可以行术中快速冷冻切片病理学检查，如术中冰冻病理结果为良性或怀疑恶性但不能明确，则缝合切口，术毕，等待最终的石蜡切片病理结果，必要时行二次手术；如术中冰冻病理结果为恶性，则继续按乳腺癌手术（如乳房单纯切除术＋前哨淋巴结活检、乳腺癌保乳术等）。也可以不行术中快速冻切片病理学检查，而直接等待最终的石蜡切片病理结果，必要时行二次手术。

4. 真空辅助乳腺活检（超声引导；X 线立体定位；MRI 定位） 在空芯针穿刺活检基础上，真空辅助乳腺活检（vacuum-assisted breast biopsy，VABB）系统已广泛用于临床。目前，不同品牌的 VABB 系统已经可以在超声、X 线及 MRI 引导下对临床乳腺可疑病灶进行活检和对良性病灶进行切除，对于实体肿块建议超声引导或 MRI 定位引导，对于微小钙化灶建议 X 线立体定位引导。

第六节 乳腺癌病理学诊断

乳腺癌规范化病理诊断是临床提供正确、精准治疗的重要前提。正确、规范的病理报告应包含与患者治疗和预后相关的所有内容,它离不开外科医师的积极配合及病理医师的各环节规范性操作。主要包括:病理申请单的详细填写、标本规范化处理、各类型标本规范化取材,以及乳腺癌病理报告规范化内容[包括肿瘤大小、组织学类型、组织学分级、有无脉管侵犯、有无合并原位癌、切缘和淋巴结情况等,免疫组织化学雌激素受体(estrogen receptor,ER)、孕激素受体(progesterone receptor,PR)、人表皮生长因子受体2(human epidermal growth factor receptor 2,HER2)、Ki-67 的检测报告等]。

一、取材

及时、充分的组织固定与规范化取材是精准诊断的重要前提。根据不同类型标本,其固定及取材方法也有所不同。手术医师应及时将穿刺或切除标本放入足量的 10% 中性甲醛固定液中固定或尽快送病理科固定(组织冷缺血时间不得超过 1 小时为宜)。活检标本固定时间 6~48 小时为宜。切除标本需将其每隔 5~10mm 切开且不离断,保障固定液的充分渗透和固定。固定时间 12~72 小时为宜。固定时间过短或过长均可影响 HE 及免疫组织化学(immunohistochemistry，IHC)结果准确性。

1. 空芯针穿刺活检标本 全部取材。同一包埋盒尽量不超过 2 条(如果患者穿刺要做检测，建议分多个包埋盒，避免反复切片导致组织不足，而且组织太多也会导致切片不全)。

注: 空芯针穿刺活检标本不宜行术中病理诊断。

2. 真空辅助乳腺活检标本 全部取材。如临床送检组织标记钙化及钙化旁，需记录注明，并将其分别置于不同的包埋盒。

注: 真空辅助乳腺活检标本不宜行术中病理诊断。

3. 乳腺肿块切除标本

(1)术中冰冻取材: 有明确肿块，肿块处取材。如为钙化灶，宜对照 X 线片对可疑病变取材。如无明确肿块，对可疑病变处取材。

(2)石蜡取材: 肿块或可疑病变应至少每 1cm 取 1 块，必要时宜全部取材。乳腺实质的其他异常和皮肤均需取材。

4. 保乳切除标本

(1)大体检查及记录: 按外科医师的标示确定送检标本的部位。测量标本 3 径，若附皮肤，需测量皮肤大小。目前国内保乳术，通常术中送切缘做冰冻病理；对于没有术中冰冻的标本，应根据临床标记，正确放置标本，建议将标本各切缘(表面、基底、上、下、内、外)涂上不同颜色的染料。从表面到基底的方向,沿标本长轴每隔 3~5mm 做 1 个切面。测量肿瘤 3 径大小;测量肿瘤、瘤床或残腔距各切缘的距离,观察最近切缘。记录每块组织对应的切片编号及取材内容。

(2)取材

a. 切缘取材:主要有 2 种方法。①垂直切缘放射状取材。根据手术医师对保乳标本做出的方位标记,垂直于基底将标本平行切成多个薄片(建议间隔5mm),观察每个切面的情况。描述肿瘤大小、所在位置及肿瘤距各切缘的距离,离肿瘤较近处的切缘与肿瘤一起全部取材,镜下观察时准确测量切缘与肿瘤的距离。垂直切缘放射状取材的优点是能正确测量病变与切缘的距离,缺点是工作量较大。②切缘离断取材。将六处切缘组织离断,离断的切缘组织充分取材,镜下观察切缘的累犯情况。切缘离断取材的优点是取材量相对较少,能通过较少的切片对所有切缘进行镜下观察,缺点是不能准确测量病变与各切缘的距离。

b. 肿瘤及周围组织取材:肿块或可疑病变沿最大切面至少 1 块 /cm,必要时[如已诊断导管原位癌(ductal carcinoma in situ, DCIS)]宜全部取材后送检。若为手术残腔:送检代表性的切面,包括可疑的残留病灶、乳腺实质的其他异常、皮肤。

c. 补充切缘取材:若首次切除时为阳性切缘,需再次送检切缘。若外科医师已对补充切缘中真正的切缘做了标记,可用染料对真正切缘处进行涂色,并垂直于标记处切缘将标本连续切开并送检。如果标本较小，所有组织应全部送检。

5. 乳腺切除术（包括单纯切除术和改良根治术）

（1）大体检查及记录：①按正确的方向摆放标本以便识别肿瘤所在的象限。改良根治术标本，可通过识别腋窝组织来正确定位（腋窝组织朝向外上方）。单纯切除术标本，需根据外科医师的标记来定位。建议标本的基底切缘涂上染料以便镜下观察切缘情况。②测量整个标本及附带皮肤、腋窝组织的大小。描述皮肤外观，如有无手术切口、穿刺点、瘢痕、红斑或水肿等。③从基底部水平切开乳头，取乳头水平切面组织一块以观察输乳管的横断面，垂直于乳腺表面切开乳头其他组织。描述乳头、乳晕的外观，如有无破溃及湿疹样改变等。④垂直于基底将标本切成连续的薄片。⑤记录病灶所在象限位置，描述肿瘤特征（质地、颜色、边界、与皮肤及深部结构的关系）。若有明确肿块，测量肿瘤 3 个径线大小；若为化疗后标本，则测量瘤床大小；若为局部切除后标本，则描述有无残留病灶。测量肿瘤、残腔、瘤床距最近表面切缘及基底切缘的距离。⑥描述非肿瘤乳腺组织的情况。⑦将腋窝脂肪组织同标本离断后，仔细寻找淋巴结，对规范的腋窝清扫标本宜至少找及 15 枚淋巴结。描述淋巴结的总数目及最大径范围、有无融合、与周围组织有无粘连。注意需附带淋巴结周围的结缔组织。

（2）取材

a. 原发肿瘤的取材：取送检肿瘤的最大切面；至

少每 1cm 取材 1 块,必要时(如 DCIS)宜全部取材后送检。

b. 手术残腔的取材:送检代表性的切面,包括可疑的残留病灶。

c. 其余组织的异常病灶:乳头;距肿瘤最近处表面皮肤;距肿瘤最近处基底切缘,尽可能取切缘的垂直切面;周围象限乳腺组织每个象限代表性取材 1 块。

d. 腋窝淋巴结:若淋巴结肉眼观察为阴性,则送检整个淋巴结行组织学检查;若淋巴结肉眼阳性,则沿淋巴结最大径剖开后取组织送检,注意需附带淋巴结周围的结缔组织,以识别淋巴结被膜外的肿瘤转移灶。

6. 新辅助治疗后标本(包括单纯切除术及改良根治术) 取材规范流程见图 2-3。

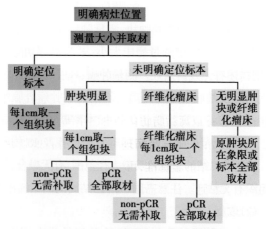

图 2-3　新辅助治疗后标本取材规范流程

7. 前哨淋巴结取材与评估

(1)前哨淋巴结转移灶的定义

a. 孤立肿瘤细胞(isolated tumor cell,ITC):淋巴结中的肿瘤灶直径≤0.2mm或单张切片的肿瘤细胞<200个。AJCC第八版定义其为pN0(i+)。

b. 微转移:肿瘤转移灶最大直径>0.2mm,但不超过2mm。AJCC第八版定义其为pN1(mi)。

c. 宏转移:肿瘤转移灶最大直径>2mm。

(2)前哨淋巴结的取材与评估:术中病理评估方法主要包括术中细胞印片和术中冷冻切片。

a. 术中细胞印片:淋巴结每间隔2mm切片,对每个切面行细胞印片。推荐巴氏染色和HE染色。优点是可保全整个淋巴结组织,对组织无损耗,价廉,时短,制作流程简单;缺点是在高细胞背景下辨认出分散的癌细胞(如小叶癌)有一定难度。

b. 术中冷冻切片:淋巴结每间隔2mm切片,如无肉眼可见的转移灶,每片组织制成冷冻切片行病理评估。术中冷冻切片优点是诊断特异性好,能够避免不必要的腋窝淋巴结清扫;缺点是组织损耗,用时长,费用较高,且难以评估脂肪化的淋巴结等。

(3)术后常规石蜡病理评估:术后石蜡切片是前哨淋巴结诊断的金标准,可明显减少微小转移的漏诊。但是关于如何切分淋巴结、是否需要连续切片、切多少张连续切片、连续切片之间间隔多少尚无统一意见。

推荐石蜡切片方案:①将淋巴结每间隔2mm切

成若干片组织;②每片组织均包埋成石蜡组织块;
③每个蜡块至少切一张切片;有条件的单位推荐连续
切片,间隔 150~200μm,切 6 个切面。

二、分类、分级和分期

1. 组织学分型及分子特征　组织学分型主要依据
*The 2019 World Health Organization classification of tumours
of the breast*(第 5 版 WHO 乳腺肿瘤分类)(表 2-4)。
关注点如下:

表 2-4　**WHO 乳腺上皮性肿瘤组织学分型**

小叶原位癌(经典型、旺炽性、多形性)
导管原位癌(低、中、高级别)
浸润性乳腺癌
微浸润性癌
浸润性癌,非特殊类型
伴髓样特征的癌
伴神经内分泌分化的癌
伴多形性特征的癌
伴破骨细胞样间质巨细胞的癌
伴绒癌特征的癌
伴黑色素细胞特征的癌
伴嗜酸细胞特征的癌
富脂型的癌
富含糖原透明细胞型癌
伴皮脂腺特征的癌

续表

浸润性小叶癌(经典型、多形性)

小管癌

筛状癌

黏液癌

黏液性囊腺癌

浸润性微乳头状癌

伴大汗腺分化的癌

化生性癌

　　低级别腺鳞癌

　　纤维瘤病样化生性癌

　　鳞状细胞癌

　　梭形细胞癌

　　伴间叶分化的化生性癌(软骨、骨分化、其他间叶分化)

　　混合性化生性癌

罕见的及涎腺类型的肿瘤

腺泡细胞癌

腺样囊性癌

分泌型癌

黏液表皮样癌

多形性腺癌

伴极性翻转高细胞癌

神经内分泌肿瘤

神经内分泌肿瘤(G1、G2)

神经内分泌癌(小细胞型、大细胞型)

续表

乳头状肿瘤
导管内乳头状瘤
导管内乳头状瘤伴非典型性增生(atypical ductal hyperplasia, ADH)或导管原位癌(ductal carcinoma in situ, DCIS)
乳头状 DCIS
包裹性乳头状癌
实性乳头状癌(原位、浸润性)
浸润性乳头状癌

(1)新版 WHO 指南将浸润性癌分为四大类:非特殊类型、特殊类型、少见涎腺类型肿瘤和神经内分泌肿瘤。

(2)非特殊类型:即使具有各种特殊形态(如富含脂质、糖原、皮脂腺、嗜酸细胞、破骨细胞等),仍按照其分子分型治疗。

(3)特殊类型:某些具有特定分子分型特征。需注意组织学类型与分子分型的一致性。如:小管癌与筛状癌,大多为 Luminal A 型;化生性癌,大多为三阴性;涎腺型肿瘤,大多为三阴性。

(4)同一种类型的不同亚型,其分子分型及预后可能不同。如小叶癌的经典型与多形性亚型。

(5)某些涎腺型肿瘤与基因表型相关:如分泌性癌:融合基因 ETV6-NTRK3;伴极性反转的高细胞癌:*Idh2* p.Arg172 突变;黏液表皮样癌:融合基因 CRTC1-MAML2 等。

（6）关于神经内分泌肿瘤,无论神经内分泌肿瘤(neuroendocrine tumor,NET)还是神经内分泌癌(neuroendocrine carcinoma,NEC),前提均为浸润性癌,分子分型以 Luminal 型多见。目前建议乳腺 NET (G1、G2)遵循非神经内分泌肿瘤治疗。

（7）对于混合性癌,建议报告不同肿瘤类型所占的比例,并分别报告不同类型肿瘤分子生物标记的表达情况。

2. 组织学分级

（1）浸润性乳腺癌:组织学分级是已知重要的预后因素之一。目前应用最广泛的浸润性癌病理分级系统是改良的 Scarff-Bloom-Richardson(Nottingham)组织计分系统,根据腺管形成的比例、细胞的异型性和核分裂象计数三项重要指标,各给予 1~3 分,相加后根据总分将浸润性癌划分为 1、2、3 共三个级别(表 2-5)

表 2-5　浸润性乳腺癌组织学分级

形态学特征	评分
腺管结构	
占肿瘤成分多数(>75%)	1
中等数量(10%~75%)	2
少或无(<10%)	3
细胞核多形性	
细胞核小,形态规则一致	1
细胞核中等大小,不规则,大小不一	2
细胞核大,形态多样	3

续表

形态学特征			评分
核分裂计数			
取决于镜下视野范围			1~3
三种不同视野范围核分裂计数			
举例			
视野直径 /mm	0.44	0.59	0.63
视野面积 /mm²	0.152	0.274	0.312
核分裂计数（每 10HPF 的核分裂数目）			
	0~5	0~9	0~11	1
	6~11	10~19	12~22	2
	≥11	≥19	≥22	3

注：对腺管结构、细胞核多形性及核分裂象计数三个指标分别进行评分。3~5 分，组织学分级为Ⅰ级；6~7 分，组织学分级为Ⅱ级；8~9 分，组织学分级为Ⅲ级。

　　a. 腺管分化程度评估：以腺管 / 肿瘤区域的百分比表示；

　　b. 细胞核多形性评估：要选取多形性最显著的区域。

　　c. 核分裂象评估：要选取增殖最活跃的区域，必须要根据显微镜高倍视野的直径进行校正。注意不计数核浓染和核碎屑。

　　（2）乳腺 DCIS 的分级：目前乳腺原位癌的分级主要是细胞核分级，诊断标准如下。

a. 低核级 DCIS：由小而一致的癌细胞组成，呈僵直搭桥状、微乳头状、筛状或实体状结构。核仁不明显，核分裂象少见。

b. 中核级 DCIS：形态介于低级别和高级别 DCIS 之间，可出现点状坏死或粉刺样坏死。

c. 高核级 DCIS：由高度异型细胞组成，形成微乳头状、筛状或实体状。细胞核多形性明显，核仁明显，核分裂象较多。管腔内常出现伴有大量坏死碎屑的粉刺样坏死。注意坏死非必要条件。

3. 乳腺癌的分期方案　参考第 8 版 AJCC 乳腺癌分期。肿瘤分期包括肿瘤的大小、累及范围（皮肤和胸壁受累情况）、淋巴结转移和远处转移情况（表 2-6）。

表 2-6　乳腺癌的 pTNM 分期

原发肿瘤（浸润性癌）（pT）
pTX：原发肿瘤不能被估量
pT0：无原发肿瘤证据 *
pTis（导管原位癌）：导管原位癌（小叶原位癌已从此分类中去除）
pTis（Paget 病）：乳头 Paget 病，不伴随乳腺实质中的浸润性癌和 / 或原位癌（导管原位癌和 / 或小叶原位癌）成分
pT1：肿瘤最大径 ≤ 20mm（根据 1mm、5mm、10mm 可细分为 T1mi、T1a、T1b、T1c）
pT1mi：肿瘤最大径 ≤ 1mm（微小浸润性癌）
pT1a：1mm < 肿瘤最大径 ≤ 5mm（1.0~1.9mm 之间的肿瘤均计 2mm）。
pT1b：5mm < 肿瘤最大径 ≤ 10mm
pT1c：10mm < 肿瘤最大径 ≤ 20mm

续表

原发肿瘤(浸润性癌)(pT)

pT2：20mm<肿瘤最大径 ≤ 50mm

pT3：肿瘤最大径>50mm

pT4：任何大小肿瘤直接侵犯胸壁和 / 或皮肤(形成溃疡或肉眼肿块)；仅有肿瘤侵及真皮不诊断 T4

    pT4a：侵犯胸壁(不包括单纯胸大、小肌受累)

    pT4b：皮肤溃疡，和 / 或同侧肉眼可见的卫星结节，和 / 或皮肤水肿(包括橘皮征)但不到炎性乳腺癌的诊断标准(仅有镜下可见的皮肤卫星结节，且无皮肤溃疡或水肿，不诊断 T4b)

    pT4c：T4a 和 T4b

    pT4d：炎性乳腺癌 **

注：新辅助化疗后 ypT 应根据残余的最大肿瘤灶计算，浸润性癌旁治疗相关的纤维化区域不计入肿瘤最大径；多灶残留应标注 m。肿瘤大小精确到 mm。

    * 为了列表的目的，这些项目应当只用于先前确诊为浸润性癌，经新辅助治疗后无残留浸润性癌的情况。

    ** 炎性乳腺癌是一个临床 - 病理学名词，特征是弥漫红肿和水肿(橘皮征)，累及乳腺皮肤 1/3 或更多。皮肤的改变归因于淋巴水肿，是由皮肤淋巴管内瘤栓引起的，在小块皮肤活检中可以不明显。然而，对于确定乳腺组织中或至少是皮肤淋巴管内浸润性癌以及其生物学指标如 ER、PR、HER2 状态，组织学诊断仍是必须的。具有皮肤淋巴管内瘤栓而无皮肤的上述临床改变不能定义为炎性乳腺癌。局部乳腺癌直接侵犯真皮或溃破皮肤而无上述皮肤的临床改变以及真皮淋巴管瘤栓也不能定义为炎性乳腺癌。因此，炎性乳腺癌这个词不应该误用于局部晚期乳腺癌。罕见病例表现炎性乳腺癌的所有特征，但其皮肤病损累及范围小于 1/3，应该根据潜在癌的大小和尺寸来分类。

续表

原发肿瘤(浸润性癌)(pT)

同时性同侧多发癌(多中心):按最大的癌灶进行 T 分期,并记录其他癌灶的大小;注意除外癌灶伴卫星结节和复杂形状癌灶(病理取材结合临床影像)。

区域淋巴结(pN)

pNx: 区域淋巴结无法评估(例如先前已切除,或未切除进行病理学检查)

pN0: 无区域淋巴结转移

    pN0(i+): 区域淋巴结中存在 ≤ 0.2mm 的癌灶,包括 ITC,由 HE 染色或 IHC 测出

    pN0(mol+): 分子学检查呈阳性(RT-PCR),但组织学或 IHC 未发现区域淋巴结转移

pN1: 微转移,或 1~3 个腋窝淋巴结转移,和 / 或临床评估为内乳淋巴结阴性但前哨淋巴结活检发现镜下转移灶

    pN1mi: 微转移(肿瘤细胞约有 200 个,0.2mm<癌灶 ≤ 2.0mm)

    pN1a: 1~3 个腋窝淋巴结转移,至少 1 个转移灶>2.0mm

    pN1b: 同侧内乳前哨淋巴结转移,ITC 除外

    pN1c: 同时出现 pN1a 和 pN1b

pN2: 4~9 个腋窝淋巴结转移,或影像学检查显示同侧内乳淋巴结转移而无腋窝淋巴结转移

    pN2a: 4~9 个腋窝淋巴结转移(至少有 1 处肿瘤种植>2.0mm)

    pN2b: 仅有临床检查发现的内乳淋巴结转移,不一定获得显微镜下证实;腋窝淋巴结呈病理学阴性

pN3: ≥10 个腋窝淋巴结转移;或锁骨下淋巴结(属 III 级腋窝淋巴结)转移;或影像学检查显示同侧内乳淋巴结转移,伴 ≥1 个 I、II 级腋窝淋巴结转移;或 ≥3 个腋窝淋巴结转移,以及前哨淋巴结活检证实但临床未发现的内乳淋巴结微转移灶或肉眼可见转移灶;同侧锁骨上淋巴结转移

续表

区域淋巴结(pN)

pN3a：≥10个腋窝淋巴结转移(至少有1个>2.0mm)；或转移至锁骨下淋巴结

pN3b：1~9个腋窝淋巴结转移(pN1a+ pN2a)，且临床检查发现内乳淋巴结转移(pN2b)；4~9个腋窝淋巴结转移(pN2a)，且同侧内乳前哨淋巴结转移(pN1b)

pN3c：同侧锁骨上淋巴结转移

注：表示由前哨淋巴结活检或细针穿刺抽吸术/针芯穿刺活检证实但没有进一步切除淋巴结时，应在N分期后分别注明"(sn)"和"(f)"。

远处转移(M)

M0：临床及影像学检查未见远处转移

cM0(i+)：临床及影像学检查未见远处转移，但循环血液、骨髓或其他非区域淋巴结组织中存在分子学或显微镜可见的肿瘤细胞种植(大小≤0.2mm)

M1：临床及影像学检查发现远处转移，或组织学发现>0.2mm的转移灶

根据国际抗癌联盟(Union for International Cancer Control，UICC)第八版TNM分期系统，乳腺癌分期组合如下：

0期：TisN0M0

ⅠA期：T1N0M0

ⅠB期：T0~1N1(mi)M0

ⅡA期：T0~1N1M0，T2N0M0

ⅡB期：T2N1M0，T3N0M0

ⅢA 期：T0~3N2M0，T3N1~2M0

ⅢB 期：T4N0~2M0

ⅢC 期：任何 TN3M0

Ⅳ期：任何 T 任何 NM1

注意事项：

（1）如果肿瘤组织中有浸润性癌和原位癌两种成分，肿瘤的大小应该以浸润性成分的测量值为准，可注明原位癌的范围和比例等。

（2）原位癌伴微浸润：出现微浸润时，应在报告中注明，并测量微浸润灶最大径；如为多灶微浸润，浸润灶大小不能累加，需在报告中注明多灶微浸润，并测量最大浸润灶的大小。

（3）对于肉眼能确定的发生于同一象限的 2 个以上多个肿瘤病灶，应在病理报告中注明为多灶性肿瘤，并分别测量大小。

（4）对于肉眼能确定的发生于不同象限的 2 个以上多个肿瘤病灶，应在病理报告中注明为多中心性肿瘤，并分别测量大小。

（5）如果肿瘤组织完全由 DCIS 组成，应尽量测量其范围。

（6）淋巴结状态是决定乳腺癌患者治疗和预后的重要因素。对于淋巴结转移数位于分期临界值（如 1、3 和 10 个转移）附近时，要特别仔细观察淋巴结的转移数目，从而准确判断 pN 分期。

（7）新辅助治疗后标本的分期需结合临床检查、影像学检查和病理学检查信息,根据手术切除标本的情况对治疗后的 yT 和 yN 进行判定。

4. 免疫组织化学和肿瘤分子病理检测及其质量控制 应对所有浸润性乳腺癌病例进行雌激素受体(ER)、孕激素受体(PR)、HER2 免疫组织化学染色,HER2(2+)应进一步行原位杂交检测。

(1)ER/PR 检测:参考 2020 版《ASCO-CAP 乳腺癌 HER2 检测指南》。

a. 判读标准:<1% 核着色判定为阴性;1%~10% 核着色判定为 ER/PR 弱阳性并加以注释(报告百分比和强度);>10% 核着色判定为阳性。

b. 内外部对照很重要:内对照为周围正常导管上皮强弱不等,如阴性,需要重复试验;外对照为扁桃体生发中心及鳞状上皮阳性,套区 B 细胞阴性。

c.ER 弱阳性乳腺癌特点:生物学行为异质性较强;基因表达谱更类似于 ER 阴性患者;内分泌治疗获益有限。

(2)HER2 检测:参考 2019 版《乳腺癌 HER2 检测指南》。

a. HER2 阳性定义:经免疫组织化学检测,超过 10% 的细胞出现完整胞膜强着色(3+)和 / 或原位杂交 *HER2* 基因扩增。

b. HER2 表达具有时间及空间异质性:建议所有新发乳腺癌及转移或复发乳腺癌均应检测 HER2 表达情况。

c. HER2 免疫组织化学 3+ 具有异质性时：建议报告阳性肿瘤细胞比例。

d. HER2 低表达定义：免疫组织化学检测 1+ 或 2+ 且原位杂交阴性。

e. HER2 低表达检测需进一步规范，目前一致性较差。推荐增加阴性外对照、推荐详细报告染色模式及染色强度，必要时多蜡块检测。

f. 人工智能（artificial intelligence, AI）辅助评估可提高 0 和 1+ 的准确性与一致性。

g. HER2 低表达肿瘤细胞染色的可变性：标本前处理方式、试剂盒不同，均可影响染色结果。

(3) Ki-67 检测：参考 2021 国际乳腺癌工作组推荐。

a. 评估方法：建议在低倍镜下评估整张切片，观察阳性细胞分布是否均匀：若肿瘤细胞中阳性细胞分布较均匀，可随机选取 3 个或以上浸润性癌高倍视野计数，得出一个平均的 Ki-67 增殖指数。若肿瘤细胞中阳性细胞分布不均匀，出现明显的 Ki-67 增殖指数高表达区域（热点区）。主要有 2 种情况：①在肿瘤组织边缘与正常组织交界处出现热点区，而肿瘤组织内 Ki-67 增殖指数相对较低，推荐选取肿瘤边缘区域热点区 ≥3 个浸润性癌高倍视野进行 Ki-67 增殖指数评估；②在肿瘤组织内出现热点区，可对整张切片的 Ki-67 增殖指数进行平均评估，选取视野时应包括热点区域在内的 ≥3 个浸润性癌高倍视野。

b. 当 Ki-67 增殖指数介于 10%~30% 的临界值范

围时,建议尽量评估 500 个以上的浸润性癌细胞,以提高结果的准确度。

c. 在 ER 阳性、HER2 阴性的 T1~T2、N0~N1 期患者,当 Ki-67 ≤ 5% 或 ≥ 30% 时可辅助判断是否辅助化疗及预测预后,无须进行多基因检测。

d. Ki-67 在 5%~30% 范围时观察者间 / 实验室间变异较大,建议进行多基因检测。AI 辅助评估可提高一致性。

e. 要有严格的质量评估保证和控制体系,以确保分析的有效性。

(4) PD-L1 检测:PD-L1 在局部晚期或复发转移三阴性乳腺癌(triple negative breast cancer,TNBC)中评估。TNBC PD-L1 判读公式如下。

a. 免疫细胞评分(IC):肿瘤区域内有任何强度 PD-L1 染色的免疫细胞所占区域占肿瘤区域的百分比。

$$IC = \frac{任何强度 PD\text{-}L1 染色的免疫细胞所占区域}{肿瘤区域} \times 100\%$$

IC 截断值: ≥ 1%

评估的细胞群:淋巴细胞、巨噬细胞、树突细胞和粒细胞等。

b. 综合阳性评分(CPS):肿瘤区域内 PD-L1 染色细胞数量占肿瘤细胞总数的百分比。

$$CPS = \frac{PD\text{-}L1 染色细胞数量}{肿瘤细胞总数} \times 100\%$$

CPS 截断值：≥ 10

评估的细胞群：肿瘤细胞、淋巴细胞、巨噬细胞等。

TNBC PD-L1 表达 SP142/22C3/SP263/28-8 免疫组织化学染色不一致,其中 SP142 阳性率最低。

原发灶和淋巴结及转移灶 PD-L1 表达有差异。研究显示原发灶比转移灶阳性率高。

研究显示新辅助治疗前后 PD-L1 表达有明显差异,在残余病灶中明显降低。

开展乳腺癌免疫组织化学和分子病理检测的实验室应建立完整有效的内部质量控制,不具备检测条件的单位应妥善保存好标本,以供具有相关资质的病理实验室进行检测。

5. 病理报告规范化内容 浸润性乳腺癌的病理报告(包括新辅助治疗后病理报告),参见表 2-7 和表 2-8,应包括与患者治疗和预后相关的所有内容,如肿瘤大小,组织学类型、分级,有无并存的 DCIS,有无脉管侵犯、神经侵犯,乳头、切缘和淋巴结情况等。还应包括 ER、PR、HER2、Ki-67 等指标的检测情况。若为治疗后乳腺癌标本,则应对治疗后反应进行病理评估。DCIS 的病理诊断报告应报告核级别(低、中或高级别)和有无坏死(粉刺或点状坏死)、手术切缘情况以及 ER 和 PR 表达情况。对癌旁良性病变,宜明确报告病变名称或类型。对保乳标本的评价宜包括大体检查及显微镜观察中肿瘤距切缘最近处的距离,若切缘阳性,应注明切缘处肿瘤的类型(原位癌或浸润性癌)。

淋巴管/血管侵犯需要与乳腺癌标本中经常出现的组织收缩引起的腔隙鉴别。

表2-7 乳腺癌病理报告内容及基本格式

病理号

住院号

| 患者姓名: | 性别: | 年龄: | 科室: |

| 标本类型: | 床号: | 送检医师: | 收到日期: |

肉眼所见

左侧乳腺癌改良根治标本,乳腺大小25cm×16cm×5.4cm,附梭皮,面积12.5cm×4cm,乳头皮肤未见异常。切面于外上象限距乳头3.5cm见一肿块,大小3.4cm×2.5cm×1.2cm,切面灰白质硬,界欠清,距胸肌筋膜0.5cm,未累及乳头皮肤。周围乳腺部分区灰白质韧。腋窝找到结节数枚,直径0.2~1.8cm。

病理诊断

乳腺浸润性癌,非特殊类型,Ⅲ级(3+3+2=8分),伴少许高级别导管原位癌(约5%,伴粉刺样坏死),可见脉管瘤栓及神经侵犯。浸润性癌最大径3.5cm,未累及乳头、皮肤及胸肌筋膜。周围乳腺呈腺病改变,伴部分导管上皮普通型增生。腋窝淋巴结转移性癌(4/22,未累及淋巴结被膜外)。

ypTNM分期:ypT2N2Mx。

免疫组织化学检测结果:ER(+,5%强),PR(−,<1%),HER2(3+),CK5/6(−),EGFR(−),Ki-67(30%)。

备注:ER阳性值为1%~10%,为弱表达;

HER2 3+阳性细胞为30%,其余70%肿瘤细胞染色为0,具有异质性。

报告医师: 审核医师: 诊断日期:

表 2-8　乳腺癌新辅助化疗后病理诊断报告书

乳腺癌新辅助化疗后病理诊断报告书

肿瘤/瘤床位置:£左侧乳腺　　　£右侧乳腺

　　　　　　　£内上象限　　　£内下象限

　　　　　　　£外上象限　　　£外下象限

　　　　　　　£中央　　　　　£肿块或瘤床不明显

病灶情况:£单个病灶　病灶大小___mm

　　　　　£多个病灶　病灶数量___个　最大浸润性癌病灶大小___mm

组织学类型:£浸润性导管癌　£导管原位癌　£其他

组织学分级:£Ⅰ级　£Ⅱ级　£Ⅲ级　£不能分级

肿瘤实质改变:£肿瘤细胞坏死　　　　£肿瘤细胞核增大或呈奇异型

　　　　　　　£肿瘤细胞空泡化　　　£肿瘤细胞胞质嗜酸性变

肿瘤间质改变:£间质纤维化　　　　　£异物巨细胞浸润

　　　　　　　£黏液样间质　　　　　£淋巴细胞

　　　　　　　£组织细胞　　　　　　£含铁血黄素沉着

　　　　　　　£钙化形成　　　　　　£胆固醇结晶

肿瘤侵犯范围:乳头_____　　　　基底_____

　　　　　　　皮肤_____　　　　脉管侵犯_____

非肿瘤性乳腺组织:£TDLU 基底膜与小叶硬化　£细胞不典型性

周围象限乳腺组织:内上_____　外上_____

　　　　　　　　　内下_____　外下_____

保乳术切缘:上切缘_____　　内切缘_____

　　　　　　下切缘_____　　外切缘_____

　　　　　　基底_____　　　表面_____

新辅助治疗反应分级(Miller-Payne 分级系统):

£1 级(无改变)　　£2 级(≤30%)　　£3 级(>30% 且≤90%)

£4 级(>90%)　　£5 级(pCR)

续表

淋巴结:

淋巴结状态		个数
无癌细胞	伴化疗后改变	
	无化疗后改变	
有癌细胞	伴化疗后改变	
	无化疗后改变	
总计(阳性淋巴结/淋巴结总数)		

免疫组织化学检测结果:

原位杂交检测结果:

注:TDLU.terminal ductal lobular units,终末导管小叶单位。

第七节 乳腺癌基因检测与临床应用

一、早期乳腺癌多基因检测

1. 检测方法 多基因检测对于制订临床辅助治疗决策具有重要价值已经获得广泛共识。多基因检测通过检测特定基因的表达水平,可对不同患者的预后进行评估,并预测治疗疗效,从而指导辅助化疗、放疗及内分泌治疗决策。近年来美国食品药品管理局(Food and Drug Administration,FDA)和众多国际指南分别批准以高级别证据推荐70基因(MammaPrint®)及21基因(Oncotype DX®)进入临床实践,专家们一致同意多基因决策对临床辅助治疗具有重要意义。2018年1月正式使用的美国癌症联合委员会（American Joint Committee on Cancer，AJCC）第八版癌症分期系统首次建立了预后分期的理念，首次以Ⅰ类证据推荐适应证人群选择 Oncotype DX® 多基因检测，并正式纳入 Oncotype DX®、MammaPrint®、Breast Cancer Index®、PAM 50®、EndoPredict® 5 种检测技术。相比于以上基于西方人群的研究获得的多基因检测，RecurIndex® 则是一项基于亚裔人群研发的多基因检测，目前也已应用于临床，检测方法见表 2-9。

表 2-9　早期乳腺癌多基因检测方法

检测方法	证据等级	推荐强度
MammaPrint®（70 基因）二代测序	Ⅰ	A 级
Oncotype DX®（21 基因）RT-PCR	Ⅰ	B 级
RecurIndex®（28 基因）RT-PCR	Ⅱ	A 级（CSCO 有推荐，但推荐级别不明）
Breast Cancer Index®（7 基因）RT-PCR	Ⅱ	A 级（CBCS 可选）

注：RT-PCR：reverse transcription PCR，反转录 PCR；CSCO：中国临床肿瘤学会；CBCS：中国抗癌协会乳腺癌专业委员会。

2. 适宜人群　T1~T2 期且 ER/PR 阳性、HER2 阴性、淋巴结阴性或有限转移（1~3 枚），同时具有临床高风险的乳腺癌患者。

3. 不推荐人群　TNBC 及 HER2 阳性患者；淋巴结转移>3 枚的患者；ER/PR 阳性、HER2 阴性、淋巴结阴性、临床低风险患者。

4. 临床推荐

(1)指导化疗

a. MammaPrint®(70 基因)检测推荐意见(适合患者：T1~2N0~1)

临床低风险组、基因高风险组全部患者：化疗获益较小；

临床高风险组、基因低风险组年龄>50 岁患者：考虑免除化疗；

临床高风险组、基因低风险组年龄≤50 岁患者：化疗获益。

b. Oncotype DX®(21 基因)检测推荐意见(适合患者：T1~2N0)

RS≤25 分，评分<16 分者：考虑免除化疗；

年龄>50 岁，评分 16~25 分者：考虑免除化疗；

年龄≤50 岁，评分 16~25 分者：推荐化疗联合内分泌治疗；

RS>25 分：推荐化疗联合内分泌治疗。

c. RecurIndex®(28 基因)检测推荐意见

低风险组(复发风险<4%)：考虑减免化疗；

高风险组(复发风险≥4%)：化疗获益，建议化疗。

(2)指导放疗[RecurIndex®(28 基因)和 Oncotype

DX®（21 基因）均在开展放疗前瞻性研究］（适合患者：T1~2N1）

a. RecurIndex®（28 基因）检测推荐意见

低风险组（局部风险＜8%）：建议减免放疗；

高风险组（局部风险 ≥ 8%）：建议放疗。

b. Oncotype DX®（21 基因）检测推荐意见

低风险组（RS＜18 分）：建议豁免放疗；

高风险组（RS ≥ 18 分）：建议放疗。

（3）指导内分泌延长治疗

Breast Cancer Index®（7 基因）检测推荐意见

低风险组：不推荐延长内分泌治疗；

高风险组：推荐延长内分泌治疗。

5. 多基因检测工具的选择

（1）多基因检测信息可能与临床病理存在分歧，临床决策的制订需要将临床病理因素和基因检测的结果相结合，必要时进行 MDT。

（2）多基因检测推荐使用原研产品，并由资质齐全的正规基因检测机构进行检测。

（3）不同多基因检测工具结果一致性问题存在争议。同一患者，利用不同的多基因检测方法，具体结果可能不尽相同。人种之间的基因差异也可能会对检测结果产生影响。

（4）多基因检测样本是具有适应证的乳腺癌患者的原发灶侵袭性癌组织，不同的检测技术切片要求有所不同。

（5）多基因检测费用较为昂贵,需结合患者的自身情况进行个体化选择。

二、乳腺癌 *BRCA1/2* 检测

乳腺癌中有 5%~10% 为遗传性乳腺癌,其中 15% 为乳腺癌易感基因（breast cancer susceptibility gene, BRCA）突变造成。BRCA 是重要的抑癌基因,包括 *BRCA1* 和 *BRCA2*,在 DNA 同源重组修复中起到重要作用。*BRCA1/2* 基因突变分为胚系突变和体系突变。胚系突变是指生殖细胞突变,机体的所有细胞都携带突变,属于遗传突变;体系突变则是指突变发生在肿瘤细胞中,属于非遗传突变。携带 *BRCA1/2* 胚系突变使女性乳腺癌、卵巢癌等发病风险显著提高。*BRCA1/2* 突变的携带者可以通过一系列干预措施降低乳腺癌患病风险。

1. *BRCA1/2* 基因检测的适应人群

（1）确诊乳腺癌的年龄 ≤ 45 岁。

（2）确诊乳腺癌的年龄 46~50 岁,且满足任意一项:①既往乳腺癌病史;②有乳腺癌家族史;③有前列腺癌家族史。

（3）确诊 TNBC 的年龄 ≤ 60 岁。

（4）≥ 1 位近亲在 ≤ 50 岁患乳腺癌。

（5）≥ 1 位近亲患有卵巢癌 / 转移性前列腺癌 / 男性乳腺癌 / 胰腺癌。

（6）≥ 2 位近亲患有乳腺癌。

（7）卵巢癌 / 胰腺癌 / 前列腺癌病史。

（8）男性乳腺癌。

（9）HER2 阴性复发转移性乳腺癌患者。

（10）近亲中有人携带 *BRCA1/2* 致病性突变。

2. *BRCA1/2* 突变携带者降低风险的措施

（1）加强乳腺癌的筛查

a. 18 岁开始进行乳房自检，25 岁每 6~12 个月进行乳腺检查，30 岁以后每年增加 MRI 检查，若近亲中有人确诊乳腺癌的年龄 ≤ 30 岁，则建议 25 岁以后每年增加 MRI 检查（优选）或钼靶检查。

b. 男性携带者 35 岁以后每年进行乳腺检查，男性 *BRCA2* 基因携带者 40 岁以后每年进行前列腺癌筛查。

（2）预防性切除联合乳房重建

a. 双侧乳腺癌切除是 *BRCA1/2* 致病性突变携带者降低乳腺癌风险的最有效措施，最高可降低 90% 乳腺癌发病风险。

b. 因 *BRCA1/2* 基因突变与乳腺癌淋巴结转移之间并未发现显著相关性，所以预防性乳腺切除术不需要常规行前哨淋巴结活检。

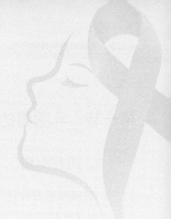

第三章
乳腺癌的外科治疗

第一节　乳腺癌的治疗原则和流程

一、治疗原则

1. 乳腺导管原位癌　乳腺导管原位癌（DCIS）是指各种局限于乳腺导管的肿瘤性病变。DCIS 的治疗目的是防止浸润性乳腺癌。治疗方法包括局部治疗（手术、放疗）和全身治疗（辅助内分泌治疗）以预防复发、再发。

DCIS 的局部治疗包括全乳切除术和保乳治疗联合术后放疗。DCIS 患者适合行保乳治疗的条件包括：病灶局限于一个乳房象限、能够获得阴性切缘，并且从病灶相对于乳房的大小来看，切除后能达到较美观的效果。如果切缘与肿瘤很近或为阳性，则应行再次扩大切除、全乳切除术或强化放疗。

对于大多数 DCIS 患者，一般不对腋窝淋巴结行手术评估。但对于因不满足保乳治疗标准而需要接受全乳切除术的患者，则建议进行前哨淋巴结活检（sentinel lymph node biopsy，SLNB）。DCIS 治疗后复发时，其治疗取决于以下因素：复发灶为单纯原位癌还是存在浸润成分，病灶的范围、部位，既往手术方式（全乳切除术 vs. 肿块切除术），以及此前是否接受过放疗或内分泌治疗。

DCIS 的全身治疗包括术后（保乳、全切）+HR 阳性患者给予他莫昔芬 20mg/d，5 年；HR 阴性不做特殊处理。

2. 乳腺小叶原位癌

（1）行空芯针穿刺活检（core needle biopsy，CNB）后：根据《美国国立综合癌症网络临床实践指南：乳腺癌》，如果意外发现的经典型小叶原位癌（lobular carinoma in situ，LCIS）的影像学与病理学表现一致，且没有其他需要切除的高危病变，则可根据风险评估结果和多学科综合意见行临床和影像学随访观察。此类病变的升级率很低（<3%）。对于经 CNB 诊断出的非典型 LCIS（如多形性 LCIS、旺炽型 LCIS）或影像学与病理学表现不一致的 LCIS，则推荐手术切除。

（2）行手术切除后：经乳腺切除活检诊断出经典型 LCIS 时，无须进一步手术。手术切缘存在经典型 LCIS 时，无须再次切除。经切除活检诊断出多形性或旺炽型 LCIS 时，需要评估手术切缘是否存在这些非典型 LCIS，并推荐再次切除至切缘阴性。尚无资料表明阴性切缘的最佳宽度，以及放疗对多形性或旺炽型 LCIS 患者的好处。过去，LCIS 女性需行预防性双侧乳腺切除术。目前多数专家认为 LCIS 患者的风险为中等水平，因此在没有乳腺癌的其他危险因素时（如绝经前乳腺癌的家族史），预防性切除双侧乳房过于激进，必须充分结合个体情况来决定是否行预防性乳腺切除术。LCIS 行切除术后给予他莫昔芬 20mg/d，5 年预防治疗。

3. 浸润性乳腺癌

（1）浸润性乳腺癌的患者分层：新诊乳腺癌患者

可按照疾病范围进行分层。①临床Ⅰ期、ⅡA期或部分ⅡB期(T2N1)疾病归为早期乳腺癌;②不伴淋巴结受累的T3期肿瘤(T3N0,部分临床ⅡB期疾病)及ⅢA~ⅢC期疾病归为局部进展期乳腺癌;③大约5%的患者在诊断时同时存在远处转移(Ⅳ期)。

(2)早期乳腺癌:大多数早期乳腺癌患者会先接受手术治疗。原发肿瘤的手术方法取决于肿瘤大小、是否存在多个病灶以及乳房的大小。治疗方式包括:①保乳治疗+SLNB或全腋窝淋巴结清扫,联合放疗;②乳腺切除术+SLNB或全腋窝淋巴结清扫,视情况联合或不联合放疗;③老年乳腺癌行局部扩大切除或全乳切除术视情况加做SLNB。上述患者有临床可疑的腋窝淋巴结受累,通过超声加淋巴结活检等术前诊断性检查有助于确定最佳手术方法。如果淋巴结活检为阳性且患者直接接受手术,应行腋窝淋巴结清扫。如果淋巴结活检为阴性,应在手术时行SLNB;临床腋窝淋巴结检查为阴性的患者不需要接受术前诊断性检查。激素受体阳性的乳腺癌患者应接受辅助内分泌治疗。三阴性乳腺癌患者,倾向给予辅助化疗。HER2阳性乳腺癌患者应接受化疗联合HER2靶向治疗。化疗后,ER阳性患者还应接受辅助内分泌治疗;辅助治疗原则详见内科及放疗部分。

(3)局部进展期乳腺癌:大多数局部进展期乳腺癌患者和一些较早期乳腺癌(特别是HER2阳性乳腺癌或三阴性乳腺癌)患者应接受全身新辅助治疗。新辅助治疗的目的包括：①降期保乳、保腋窝（必选人群）；②提高疗效（三阴性乳腺癌、HER2 阳性乳腺癌为优选人群）。

对于大多数局部进展期乳腺癌患者，推荐在新辅助治疗中采用化疗而不是内分泌治疗。化疗可在更短时间内获得更高的缓解率。对于 HER2 阳性乳腺癌患者，应在化疗方案中加入 HER2 靶向药物治疗，即曲妥珠单抗，还可联合帕妥珠单抗治疗。对于某些激素受体阳性乳腺癌患者，也可以使用新辅助内分泌治疗。激素受体阳性乳腺癌患者应接受辅助内分泌治疗。激素受体阴性乳腺癌患者若按计划完成了新辅助化疗且获得了完全缓解，不应接受进一步治疗。如有残余病变，可给予卡培他滨辅助治疗。对于术前没有按计划完成新辅助治疗的激素受体阴性乳腺癌患者，可在术后或辅助治疗中给予进一步化疗。接受新辅助治疗后获得了病理学完全缓解（pathologic complete response, pCR）的 HER2 阳性乳腺癌患者，建议在手术完成后接受为期 1 年的曲妥珠单抗联合帕妥珠单抗治疗。如有残余病变，建议给予 TDM-1 治疗。对于一些不能手术或期望寿命有限的 ER 阳性乳腺癌患者，可采用他莫昔芬或芳香酶抑制剂进行初始激素治疗，而不进行手术。

二、治疗流程

根据不同的病理组织学类型，乳腺癌的治疗流程不同，详细策略见图 3-1。

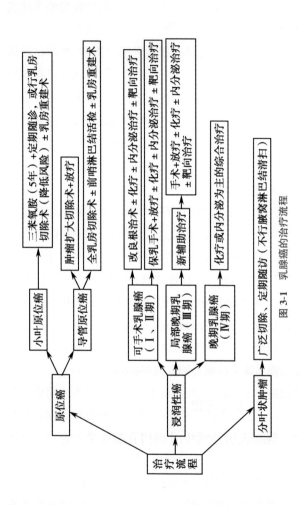

图 3-1 乳腺癌的治疗流程

第二节　乳腺切除术

一、指征

1. 有保乳术禁忌或保乳术失败（保乳治疗的适应证、禁忌证详见《浸润性乳腺癌的保乳治疗》章节）

2. 患者意愿　一些患者可能因多种原因选择乳腺切除术而非保乳治疗，包括希望避免术后放疗、进一步筛查或活检。

3. 降低乳腺癌风险　对于没有癌症个人病史但存在致病性 *BRCA1/2* 突变的女性，两侧预防性乳腺切除术可使发生癌症的风险降低 90% 以上。确诊为单侧乳腺癌且携带致病性 *BRCA1* 或 *BRCA2* 突变的患者可选择对侧预防性乳腺切除术。乳腺小叶原位癌（lobular carcinoma in situ of the breast，LCIC）患者也可考虑预防性乳腺切除术。进行预防性乳腺切除术的决定必须高度个体化，并经过伦理委员会批准。

二、术式选择

现代乳房手术中采用的乳腺切除术包括：①乳腺癌改良根治术；②单纯乳腺切除术，如保留皮肤的乳腺切除术（skin-sparing mastectomy，SSM）、保留乳头乳晕的乳腺切除术（nipple-areola complex sparing mastectomy，NSM）；③乳腺癌根治术（Halsted 术式，目前几乎不采用)。

符合重建条件且有个人意愿的患者,在乳腺切除术后,可在治疗乳腺癌时开始重建(即刻重建、一期重建),或在完成乳腺癌治疗后开始重建(延迟重建、二期重建)。对于不进行即刻乳房重建的患者,行乳腺癌改良根治术或单纯乳腺切除术。对于计划接受乳腺切除术伴即刻重建的患者,应考虑 SSM 或 NSM。

1. 乳腺癌改良根治术　指完全切除乳头乳晕及患区皮肤、乳腺组织及下方的胸大肌筋膜并Ⅰ区和Ⅱ区腋窝淋巴结。

2. 单纯乳腺切除术　乳腺癌改良根治术与单纯乳腺切除术的唯一区别为前者包括Ⅰ区和Ⅱ区腋窝淋巴结清扫(axillary lymph node dissection,ALND)。

3. SSM　是一种保留大部分自身乳房被覆皮肤的术式(乳腺癌改良根治术或单纯乳腺切除术会切除更多皮肤)。切除内容包括整个乳腺实质和乳头乳晕复合体(nipple-areola complex,NAC),在某些情况下还会切除已有的活检瘢痕和 / 或肿瘤表面的皮肤。通常在同一次操作中完成 SSM 和重建术。

4. NSM　保留乳头的真皮和表皮,但会切除乳头腔中的大导管。如果无法保留乳头,还可选择切除乳头但保留乳晕(保留乳晕的乳腺切除术)。NSM 主要用于乳房为中小型且下垂程度极轻的女性。NSM 相对于 SSM 的优点主要为外观结局、生存质量评分更好。

三、手术过程和技术要求

1. 标记患侧和肿瘤部位 在术前应对患者进行查体,确认待切除的乳房及肿块位置(必要时影像确定并标记),与患者核实并用皮肤记号笔做标记。

2. 麻醉 乳腺切除术通常在全身麻醉下进行。Ⅰ型和Ⅱ型胸神经阻滞为多模式镇痛策略的组成部分,可降低术后对阿片类镇痛药的需求,以及减轻乳腺切除术后疼痛综合征。

3. 体位 患者取仰卧位,患侧上肢外展置于带有软垫的托手板上(或患肢弯曲上举固定于头架),与胸壁的夹角不超过 90°。手臂外展超过 90° 可增加臂丛神经受牵拉的可能,应避免。

4. SLNB 如果计划对患者行 SLNB,则宜在乳腺切除术前进行,避免乳腺切除术造成的淋巴回流障碍。可通过乳腺切除术切口进行 SLNB 或 ALND,但也可能需要做另外的腋窝切口,这取决于通过乳腺切除术切口能否充分暴露腋窝。

5. 切口 切口的选择取决于肿瘤位置、肿瘤大小以及是否计划行即刻乳房重建。对于不进行即刻乳房重建的单纯乳腺切除术或乳腺癌改良根治术,最常用的切口为包括 NAC 及患区皮岛的横向或斜向椭圆形切口(Stewart 切口)。切口设计通常选择肿瘤中心点与乳头连线为长轴,肿瘤外缘 1cm 处与乳晕外缘外为宽度,横梭形或斜梭形切口,切口外角指向腋窝但不伸入腋窝,也不能超过腋前线,以避免瘢痕挛缩(可能导致肩关节活动度下降)。切口内角不能超出胸骨缘,以避免瘢痕形成。进行 SSM 时,可在 NAC 周围做一个小的椭圆形切口,必要时可做一个环形切口(可横向延伸)。进行 NSM 时可采用多种切口(乳房下皱襞切口、侧位中间切口、环乳晕切口或联合这几种切口),取决于患者的解剖结构和外科医师的习惯;环乳晕切口引起乳头坏死的风险更高。

6. 皮瓣　皮瓣创建的范围上至锁骨下 2cm,下至乳房下皱襞下 2cm,内至同侧胸骨缘,外至背阔肌边缘。皮瓣厚度通常为 5~6mm。游离皮瓣可用电刀、热刀、冷刀等。使用冷刀时,常采用肿胀技术,即用 1L 乳酸林格液、30ml 的 1% 盐酸利多卡因和 1ml 稀释肾上腺素(1:1 000)制成混合液,浸润皮下组织,之后锐性游离皮瓣。肿胀技术一方面使游离层次更清晰,另一方面可减少出血量。

7. NSM 乳头切缘评估　进行 NSM 时,应注意不要损伤乳头、不要影响血供,但要保证乳头后方切缘阴性。术中于乳头后方的不同方位取 4~6 块切缘组织,送至病理科做术中冷冻切片。如果发现癌细胞,则必须进一步扩切或切除乳头。

8. 从胸壁分离　行一期重建病例应尽可能完整保留胸肌筋膜,在其上方剥除全乳;无重建病例可去除胸肌筋膜。

第三节 浸润性乳腺癌的保乳治疗

保乳治疗包括保乳术(breast-conserving surgery,BCS)加放疗。保乳治疗的目的:保证与乳腺切除术相当的治疗效果前提下,在形态美观方面尽可能接近正常乳房的外观以及较低的复发率。保乳治疗的要求:手术完全切除肿瘤(切缘阴性),随后进行中等剂量的放疗以根除任何残留病变。

一、适应证和禁忌证

1. 适应证 主要针对具有保乳意愿且无保乳禁忌证的患者。

(1)临床Ⅰ期、Ⅱ期的早期乳腺癌:肿瘤大小属于T1和T2分期,且乳房有适当体积,肿瘤与乳房体积比例适当,术后能够保持良好乳房外形的早期乳腺癌患者。对于多灶性乳腺癌(同一个象限的多个病灶),也可尝试进行保乳术。

(2)临床Ⅲ期患者(炎性乳腺癌除外):经术前治疗降期后达到保乳术标准时也可以慎重考虑。

2. 绝对禁忌证

(1)炎性乳腺癌(inflammatory breast cancer,IBC),或存在与IBC一致的广泛性皮肤改变或真皮淋巴管受累。

(2)多中心病灶：乳房的不同象限里存在至少2个原发瘤，不能一次性切除所有肿瘤。

(3)弥漫性可疑或貌似恶性的微钙化。

(4)妊娠期放疗：保乳术可以在妊娠期完成(慎重选择，充分告知)，而放疗可以在分娩后进行。

(5)病变广泛：难以达到切缘阴性或多次尝试再切除后切缘仍为阳性。

(6)*ATM*基因纯合子突变(双等位基因失活)(2B类)。

3. 相对禁忌证

(1)既往接受过胸壁或乳腺放疗：必须知晓处方剂量和体积。

(2)累及皮肤的活动性结缔组织病：硬皮病和干燥综合征患者的皮肤比较脆弱，因此是放疗禁忌证。系统性红斑狼疮和类风湿关节炎也会增加放疗毒性的风险。

(3)肿瘤和乳房的尺寸：肿瘤较大而乳房较小是保乳治疗的相对禁忌证，因为充分切除肿瘤会显著影响乳房外观。患者是否适合接受保乳术取决于新辅助治疗后肿瘤累及范围。《美国国立综合癌症网络临床实践指南：乳腺癌》认为，>5cm的肿瘤是相对禁忌证(2B类)。

(4)已知或疑似有乳腺癌遗传倾向的女性：①接受保乳治疗的患者，同侧乳腺癌复发或发生对侧乳腺癌的风险增加；②可考虑行预防性双侧乳腺切除术以降低风险。

(5)已知或疑似有 Li-Fraumeni 综合征(利 - 弗劳梅尼综合征)(2B类)。

二、过程

1. 保乳术前的谈话要点　根据《中国抗癌协会乳腺癌诊治指南与规范》相关内容,保乳术前的谈话要点包括:

(1)经大样本临床研究证实,早期乳腺癌患者接受保乳治疗和全乳切除治疗后生存率及远处转移率相似。

(2)保乳治疗包括保乳术和术后的辅助放疗,其中保乳术包括肿瘤的局部广泛切除及腋窝淋巴结清扫或SLNB。

(3)术后全身性辅助治疗基本上与乳腺切除术相同,但因需配合辅助放疗,可能需要增加相关治疗的费用和时间。

(4)同样病期的乳腺癌,保乳治疗和乳腺切除术后均有一定的局部复发率,前者 5 年局部复发率为2%~3%(含第二原发乳腺癌),后者约为 1%,不同亚型和年龄的患者有不同的复发和再发乳腺癌的风险。保乳治疗患者一旦出现患侧乳房复发仍可接受补救性全乳切除术 ± 乳房重建,并仍可获得较好的疗效。

(5)保乳治疗可能会影响原乳房的外形,影响程度因肿块的大小和位置而异;肿瘤整复技术可能改善保乳术后的乳房外形和对称性。

(6)虽然术前已选择保乳术,但医师手术时有可能根据具体情况更改为全乳切除术(如术中或术后病理学检查报告切缘阳性,当再次扩大切除已经达不到预期美容效果的要求,或再次切除切缘仍为阳性时),应告知患者即刻或延期乳房重建的相关信息。术后石蜡切片病理学检查如切缘为阳性则可能需要二次手术。

(7)有乳腺癌家族史或乳腺癌遗传易感(如 *BRCA1/2* 或其他基因突变)者,有相对高的同侧乳腺癌复发或对侧乳腺癌再发风险。《美国国立综合癌症网络临床实践指南:乳腺癌》认为,年龄较小是乳腺切除术后同侧乳腺癌复发可能性增加的重要预测因素。

2. 保乳术的术前准备要点

(1)影像学评估:①包括双侧乳腺 X 线和超声检查;②增强 MRI 检查可提供更多的影像学信息。

(2)推荐在术前行病灶的组织穿刺活检,有利于与患者讨论式的选择及手术切除的范围:空芯针穿刺活检前应与活检医师密切协商沟通,选取合适的穿刺点,以确保术中肿瘤和穿刺针道的完整切除。没有确诊时,患者可能心存侥幸,不能正确、严肃地考虑保乳和 SLNB 的优缺点,容易在术后表现出对手术方式和复发风险的不信任。另外,术前行病灶的组织穿刺活检可以避免外上象限肿块切除活检对腋窝 SLNB 的影响。

(3)体检不能触及病灶者术前应在 X 线、MRI 或超声下进行病灶定位,必要时应在活检部位放置定位标记。

总之,术前充分的影像学评估、定位,获取病理及免疫组织化学结果,全身状况评估,与患者充分沟通,是确定治疗方案的必要条件。

3. 保乳术的步骤和操作要点　保乳术包括切除原发肿瘤(乳房肿瘤切除术),以及评估腋窝淋巴结是否受到侵犯(通常采用 SLNB 或腋窝淋巴结清扫术)。

(1)切口:一般建议乳房和腋窝各取一切口,若肿瘤位于乳腺尾部,也可采用一个切口。切口可根据肿瘤部位、乳房大小和下垂度及肿瘤整复技术的需要来选择。肿瘤表面皮肤可不切除或仅切除小片。如果肿瘤侵犯乳房悬韧带,需考虑切除凹陷部分皮肤。一般习惯:①在乳房上半部,应沿皮肤的自然褶皱线(朗格氏线)做弧形或横行切口;②在乳房下半部,根据乳房轮廓、皮肤到肿瘤的距离以及待切除的乳腺组织量来确定使用弧形切口还是径向切口;③对于某些患者,可沿着乳房的侧面轮廓做切口、在乳房下皱襞内做切口或环乳晕皮肤切口,以改善外观结局并隐藏瘢痕,即使这些推荐可能违背上述原则(图 3-2)。

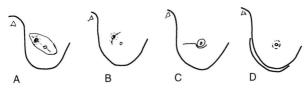

图 3-2　保乳术的切口设计示意图
A. 中央型保乳术切口;B. 弧形切口;
C. 乳晕下 Ω 切口;D. 乳房下皱襞切口。

(2)原发灶切除范围:乳房原发灶切除范围应包括

肿瘤、肿瘤边缘 1cm 范围的乳腺组织,并根据肿瘤位置和乳腺厚度决定是否切除部分皮下组织及肿瘤深部的胸大肌筋膜。活检穿刺针道、活检残腔及活检切口皮肤瘢痕应尽量包括在切除范围内。新辅助治疗后保乳的患者,可根据新辅助治疗后肿块的范围予以切除,并推荐由经验丰富的多学科协作团队实施,推荐在术前进行精确影像学评估。

(3)保乳整形手术:肿瘤与乳房体积比值较大、需要切除组织量较大时,特殊部位的乳腺肿瘤,乳房过大和/或中重度下垂时,可联合采用肿瘤整复技术,以改善术后乳房外观。保乳整形手术的方法分为容积移位和容积替代两大类。容积移位技术是在部分乳腺切除术后应用剩余的乳腺腺体移位后填充肿瘤切除后的残腔,从而达到塑形和美容的效果。容积替代技术是应用腺体以外的自体组织来填充残腔以达到美容的目的。

(4)对乳房原发灶手术切除的标本进行上、下、内、外、表面及基底等方向的标记:包含钙化灶的保乳术时,术中应对标本行 X 线检查,以明确病灶是否被完全切除及病灶和各切缘的位置关系。

(5)对标本各切缘进行评估(如切缘染色或术中快速冰冻切片及印片细胞学检查):术后需要石蜡包埋切片的病理学检查以明确诊断。残腔刮除是减少保乳术切缘阳性率的技术之一。若术中或术后病理学检查报告切缘阳性,可行全乳切除,或尝试扩大局部切除范围以达到切缘阴性。虽然对再切除的次数没有严格限制,但当再次扩大切除已经达不到美容效果的要求或再次切除切缘仍为阳性时,建议改为全乳切除。

(6)乳房手术残腔止血、清洗:推荐放置 4~6 枚惰性金属夹(如钛夹)作为放疗瘤床加量照射时的定位标记(术前告知患者),通常在上、下、内、外切缘基底处将标记夹固定于腺体下方与胸肌筋膜结合处,基底部固定于瘤灶中心部胸肌处以便术后影像随访、放疗定位,逐层缝合皮下组织和皮肤。

(7)腋窝淋巴结处理:腋窝淋巴结临床阴性者行 SLNB,根据活检结果决定是否进行 ALND;腋窝淋巴结临床阳性者直接行 ALND。

4. 关于保乳术的切缘

(1)浸润性癌的切缘:阴性切缘的定义目前仍存在争议。目前,美国临床肿瘤学会(American Society of Clinical Oncology,ASCO)/ 美国病理学家学院(College of American Pathologists,CAP)专家共识认为,切缘小于 1mm 是不够的,DCIS 的安全切缘距离为 2mm。回顾性研究表明,扩大切除(大于 10mm)不能进一步降低保乳术结合术后放疗的局部复发率。根据《中国抗癌协会乳腺癌诊治指南与规范(2024 年版)》,未采用"墨汁染色"评估切缘的单位,推荐首先保证阴性切缘,有条件者进一步做到 2mm 阴性切缘;对于部分基底或表面切缘不足 2mm 又无法进一步补充切缘时,小于 2mm 的阴性切缘也是可以接受的。目前国内"手术取切缘"的通行做法常常是在不同方位的残腔壁取4~6处组织,术中送冰冻病理诊断,如均未发现癌细胞,则认定为"切缘阴性",术后参考石蜡病理结果再做处理。

(2)DCIS的切缘:SSO、美国放射肿瘤学会和美国临床肿瘤学会组建的多学科专家组推荐,如果DCIS患者要接受保乳术加后续全乳放疗,则标准切缘宽度为2mm。

(3)术中切缘评估的方法及优缺点

优点:最大限度避免二次手术,通过术中切缘评估技术,患者尚在手术室中即可确定切缘的肿瘤学状态,从而可在必要时立即行切缘再切除。

缺点:占用大量医疗资源,手术时间过长。

方法:①标本放射影像学检查;②冷冻切片和/或印片细胞学(存在假阴性结果的可能);③新技术,如切缘探针(利用射频光谱检测样本边缘的癌细胞)、Lumicell技术(采用蛋白酶激活的荧光探针评估肿瘤切除后的残腔)等。如果术中切缘阳性,则可以继续扩大切除,再次取切缘送冰冻病理检查,如为阴性则仍算保乳成功;如仍为阳性,则改为全切手术为宜。

(4)保乳标本病理科切缘取材的方法:①垂直切缘放射状取材。优点是能准确测量病变与切缘的距离,缺点是工作量较大。②切缘离断取材。优点是取材量相对较少,能通过较少的切片对所有的切缘情况进行镜下观察,缺点是不能准确测量病变与切缘的距离。

(5)残腔环切：指在保乳术后再从肿瘤残腔壁上环周切除一小圈组织，以便进一步降低阳性边缘率和再次切除率。

第四节 乳腺癌前哨淋巴结活检

乳腺癌前哨淋巴结活检(SLNB)是一项评估腋窝分期的活检技术，可准确地评价腋窝淋巴结的病理学状态，对于前哨淋巴结阴性的患者，可安全有效地替代 ALND，从而显著减少手术并发症，改善患者的生活质量。乳腺癌 SLNB 的流程包括适应证的选择、示踪剂的注射和术前淋巴显像，术中前哨淋巴结(sentinel lymph node，SLN)的检出，SLN 的术中及术后组织学、细胞学和分子病理学诊断，SLN 阳性患者的腋窝处理及 SLN 阴性替代 ALND 患者的术后随访等。

一、SLNB 的患者选择

1. 术前腋窝淋巴结评估 将患者分成两类，临床淋巴结阳性的患者进行 ALND，临床淋巴结阴性的患者将进行 SLNB。临床淋巴结阳性包括两种情况：

(1)可触及淋巴结：①若患者拒绝术前穿刺活检，应在初次乳房手术中行 ALND；②经活检证实有淋巴结转移者应行 ALND；③术前活检未证实有转移者，可考虑 SLNB 的同时切除可触及淋巴结，如后续病理评估证实可触及淋巴结有转移瘤,则视为临床淋巴结阳性。

(2)影像学检查所示异常淋巴结:应进行可疑淋巴结的影像引导下穿刺活检,结果阳性时行 ALND。根据 UpToDate 相关内容,若影像学仅发现 1~2 个可疑淋巴结且只有 1 个经活检证实为阳性,在新辅助治疗后转临床阴性仍可考虑行 SLNB。

2. 适应证

(1)临床淋巴结阴性的早期乳腺癌(T1 或 T2)患者:虽然肿瘤越大越可能有腋窝淋巴结转移,但一般并不将乳腺癌大于 5cm(T3 期)视作 SLNB 的绝对禁忌证。

(2)拟行乳腺切除术或具有可疑特征的 DCIS:大部分 DCIS 患者不需要评估腋窝淋巴结,因为 DCIS 不是浸润性癌,很少发生转移。然而,有两类情况可从 SLNB 获益。①拟行乳腺切除术的 DCIS:全乳切除术后,淋巴引流模式会被永久性改变,以致后续若在乳房切除标本中意外发现浸润性癌,将无法进行准确的 SLNB。②具有可疑特征的 DCIS:如>5cm 的 DCIS 和肿块可触及的 DCIS,保乳术时应行 SLNB。③仅由 CNB 病理确定的 DCIS,不管后续术式如何选择均应行 SLNB。

(3)根据 CBCS 发布的《乳腺癌前哨淋巴结活检规范化操作指南》,乳腺癌前哨淋巴结活检有争议的适应证包括:① DCIS 接受保乳术,② cT1N0、年龄>70 岁、

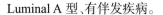

Luminal A 型、有伴发疾病。

3. 禁忌证

（1）局部晚期乳腺癌和炎性乳腺癌：此类患者中的 SLNB 假阴性率较高，可能是因为存在部分阻塞和／或功能异常的皮下淋巴管。

（2）腋窝淋巴结状态不影响辅助治疗决定的患者：是否对年龄较大的乳腺癌女性免除 SLNB 应在多学科讨论后决定。

若临床阳性淋巴结经病理检查证实含有转移癌，一般推荐行 ALND。

4. 特殊情况　尽管 SLNB 已在下述特殊情况中实施，但仍有争议。

（1）新辅助化疗：对于接受全身新辅助治疗的局部晚期乳腺癌、炎性乳腺癌和希望实施保乳术的可切除乳腺癌患者，是否应进行 SLNB 或 ALND，以及应在新辅助化疗完成之前还是之后进行尚存争议。

（2）多中心病变：并非 SLNB 的禁忌证。

（3）针对良性疾病的既往乳房和腋窝手术：①在进行过乳腺切除活检的患者中，SLNB 具有可行性和准确性；②进行过缩乳术或隆乳术等乳房整形手术的女性能否实施 SLNB 尚不清楚；③对于进行过广泛性乳房或腋窝手术的患者，其正常的淋巴引流可能中断或改道，这可能增加 SLNB 的假阴性率（对于这些患者，可在 SLNB 前进行淋巴显像）。

（4）复发性乳腺癌：越来越多的报道显示，局部乳腺癌复发的患者在既往 SLNB 或 ALND 后可成功实施二次 SLNB。对于保乳治疗后乳房内癌症复发或同侧新发乳腺癌的女性,复行 SLNB 前宜先实施淋巴显像以识别 SLN。这种情况下 SLNB 的技术失败率和假阴性率与既往腋窝手术的范围有关,通常高于初次 SLNB。

(5)既往腋窝手术:尚未广泛研究。再次 SLNB 对 SLN 识别的成功率降低,但在可识别出 SLN 时,SLNB 的准确度与没有腋窝手术既往史的患者相当。

(6)男性乳腺癌:UpToDate 认为,在男性患者中实施 SLNB 是可取的,而且指导女性 SLNB 的原则似乎也适用于男性。

(7)妊娠:有观点认为亚甲蓝或放射性胶体对妊娠期乳腺癌患者的胎儿是安全的,但异硫蓝染料可能对发育中的胎儿产生致畸作用。

二、SLNB 操作规范

1. 示踪剂　乳腺癌 SLNB 的示踪剂包括蓝染料和核素示踪剂。首先推荐联合使用蓝染料和核素示踪剂,可提高 SLNB 的成功率、降低假阴性率。

(1)蓝染料示踪剂:国外较多使用专利蓝和异硫蓝,国内较多使用亚甲蓝,上述蓝染料示踪剂具有相似的成功率和假阴性率。

(2)核素示踪剂:推荐使用的是 ^{99m}Tc 标记的硫胶体,要求煮沸 5~10 分钟,标记率大于 90%,标记核素强度(0.5~1.0)mCi/(0.5~2.0)ml。是否采用 220nm 滤网过滤标记的硫胶体并不影响 SLNB 的成功率和假阴性率。核素示踪剂对患者及医务人员均是安全的,不需要特别防护。

(3)试验性技术:包括吲哚菁绿、超顺磁性氧化铁和微泡对比剂等。

(4)根据 CBCS 发布的《乳腺癌前哨淋巴结活检规范化操作指南》,SLNB 的示踪剂包括蓝染料和核素示踪剂:推荐首选联合使用蓝染料和核素示踪剂,可以提高成功率,降低假阴性率(2.5%)。经过严格的学习曲线和熟练操作后,可单用蓝染料或核素示踪剂。国外较多使用专利蓝和异硫蓝,国内较多使用亚甲蓝;用米托蒽醌作为示踪剂的成功率、准确性和安全性已获得Ⅲ期临床试验证实。上述蓝染料示踪剂具有相似的成功率和假阴性率。荧光示踪剂和纳米碳示踪剂的价值有待进一步证实,目前专家组不建议其作为临床常规使用,但可在规范的临床试验中予以开展。注意,一般认为,在临床阴性(cN0)的情况下,单一示踪剂比双示踪剂未显示明显劣效性。

2. 注射部位　蓝染料和核素示踪剂注射于肿瘤表面的皮内或皮下、乳晕区皮内或皮下及原发肿瘤周围的乳腺实质内均有相似的成功率和假阴性率。如进行内乳区 SLNB,需采用核素示踪剂并确保其注射于乳晕周围的乳腺腺体层内。

3. 注射时间　核素示踪剂的注射时间一般要求术前 3~18 小时,采用皮内注射可以缩短到术前 30 分钟。蓝染料示踪剂术前 10~15 分钟注射。

4. 术前淋巴显像　乳腺癌 SLNB 术前可行淋巴显像,有助于确定腋窝以外的 SLN。但术前淋巴显像对于腋窝 SLN 的完全检出并非必须。对于既往接受过同侧 SLNB 或腋窝淋巴结清扫,因此很有可能存在异常引流模式的患者,我们主张在重复 SLNB 前做术前选择性淋巴显像。

5. SLN 术中确认与检出　无论是乳腺切除术,还是保乳术,一般情况下,SLNB 应先于乳房手术。术中 SLN 的确定,因示踪剂而异。染料法要求检出所有蓝染淋巴管进入的第 1 个蓝染淋巴结。仔细检出所有蓝染的淋巴管是避免遗漏 SLN、降低假阴性率的关键。核素法 SLN 的阈值是超过淋巴结最高计数 10% 的所有淋巴结。术中 γ 探测仪探头要缓慢移动,有序检测,贴近计数。应用染料法和 / 或核素法检出 SLN 后,应对腋窝区进行触诊,触诊发现的肿大质硬淋巴结也应作为 SLN 单独送检。

6. 前哨淋巴结的最佳切除数目　根据 UpToDate,一些学者认为在切除 3 个前哨淋巴结以后就可以终止操作;其他人则主张切除所有符合上述标准的淋巴结。

三、接受新辅助治疗患者 SLNB 的实施与腋窝处理

1. 初始临床腋窝淋巴结阴性患者　SLN 阴性患

者可以避免 ALND；SLN 阳性，包括宏转移、微转移及 ITC 患者，ALND 仍是标准治疗；新辅助治疗前还是治疗后实施 SLNB 存在明显争议，两种方式在 SLNB 检出率、准确性、手术次数、对初始疾病分期的准确性上各有利弊。对于新辅助治疗前行淋巴结活检且病理学检查证实 SLN 为阴性的患者，新辅助治疗后可考虑不再手术评估腋窝状态；对于新辅助前行 SLNB 且病理学检查证实 SLN 为阳性的患者，多数专家不推荐新辅助治疗后行第二次 SLNB，一般情况下考虑行 ALND。

2. 临床淋巴结阳性的患者　并非所有临床淋巴结阳性的患者都适合新辅助治疗降期后的 SLNB，临床淋巴结分期为 cN2 期及以上的患者新辅助治疗后淋巴结活检有效性尚缺乏大样本量的研究。对于新辅助治疗前 cN1 期的患者，更适合通过新辅助治疗降期保腋窝。根据《中国抗癌协会乳腺癌诊治指南与规范》，满足以下条件的 SLN 阴性患者，经与患者充分沟通后可以避免 ALND：cT1~3N1 期，双示踪剂显像，检出 ≥3 枚 SLN，新辅助化疗前穿刺活检阳性的腋窝淋巴结放置标记夹并于术中检出。如新辅助治疗后行前哨淋巴结活检并确认为阴性（ypN0），大多数专家推荐术后对腋窝 I、II 群范围辅以辅助放疗；若临床淋巴结阳性患者新辅助治疗后 SLN 病理学检查证实转移，应考虑行 ALND。

第五节 乳房重建与整形手术

随着乳腺癌综合治疗水平的提高和乳腺外科的发展,在保证肿瘤安全性的前提下,将整形外科的理念和手段用于乳腺切除术后乳房重建手术或保乳整形手术,从而帮助乳腺癌患者重塑乳房外形、轮廓、解剖标志,恢复身体外形的完整性,并尽量实现双侧乳房外形的基本对称。

一、乳房重建

1. 乳房重建的指征 乳房重建适用于各种原因进行或已经接受乳腺切除术的女性,或因为保乳术导致乳房变形的患者。

2. 乳房重建的类型

(1)根据重建时机,乳房重建可以分为即刻重建、延期重建及延迟 - 即刻乳房重建(表 3-1)。

表 3-1 乳房重建按照重建时机的分类及对比

	即刻重建	延期重建	延迟 - 即刻重建
重建时机	乳腺切除术后同时进行	乳腺切除术后间隔一段时间进行	乳腺切除术后先植入扩张器,后续再完成假体或自体组织乳房重建

续表

	即刻重建	延期重建	延迟 - 即刻重建
优点	手术次数少； 节省手术费用； 保留乳头乳晕复合体、皮肤及乳房下皱襞等重要解剖结构，美观度好； 不经过乳房缺失的痛苦	患者意愿强烈； 对重建满意度高； 不影响综合治疗	决策更灵活； 保留更多皮肤，提高美观度
缺点	放疗的影响	多次手术才能达到美容效果	手术次数多； 费用高

(2)根据重建材料,乳房重建可以分为自体组织乳房重建、植入物乳房重建及联合两种材料(如背阔肌联合植入物)重建(表 3-2)。

表 3-2　乳房重建按照重建材料的分类及对比

自体乳房重建	植入物乳房重建
优点	耐受术后放疗； 感染风险低； 柔软,自然,下垂感,对称； 矫正锁骨下凹陷及腋前缺损畸形； 放疗后的延期乳房重建； 创面及溃疡的修复	创伤小、无供区瘢痕； 术后康复时间短； 适用于双乳切除患者,对称性良好

续表

	自体乳房重建	植入物乳房重建
缺点	供区瘢痕及相关并发症； 学习曲线长； 手术时间较长； 术后恢复时间长	放疗的不利影响； 依赖乳房皮瓣血供； 常需联合补片，增加费用； 总体并发症较高； 手感和长期美观度有欠缺

3. 自体组织乳房重建 供区来源主要包括腹部［游离腹壁下深动脉穿支皮瓣(deep inferior epigastric artery perforator flap,DIEP)、带蒂横行腹直肌肌皮瓣(transverse rectus abdominis myocutaneous flap,TRAM)、浅下腹壁动脉皮瓣(superficial inferior epigastric artery flap,SIEA)等］、背部［背阔肌肌皮瓣(latissimus dorsi myocutaneous flap,LDMF)］、臀部［臀上动脉穿支皮瓣(superior gluteal artery perforator flap,SGAP)］、大腿等部位，选择不同的皮瓣移植取决于患者供受区情况、危险因素、医护团队的能力和经验以及患者的意愿。自体组织重建的乳房，轮廓自然、质地柔软，患者远期的满意度较高，并且对于放疗的耐受性优于植入物。接受自体组织乳房重建的患者术后需要一定的康复时间，但一般不会延迟辅助治疗的时间。外科医师应用自体组织重建乳房的技术需要一定的学习曲线，术前的评估、术中和术后的严密监测，有利于提高手术的安全性和效率。

腹部是自体组织乳房重建供区来源的最佳供区，

优势表现在有大量可利用的血运良好的组织,可以根据对侧乳房塑造合适的重建乳房外形,且供区瘢痕局限,可同时进行腹壁整形。带蒂 TRAM 皮瓣临床解剖恒定,制备方法也相对简单,无须显微外科技术,从而方便推广。但是因为切取全部或部分腹直肌,可能导致腹壁功能减退,从而增加供区并发症。针对减轻腹部供区并发症,利用腹壁下深血管系统作为供区血管的游离 TRAM 皮瓣及 DIEP 被广泛应用,SIEA 皮瓣也少量被应用。DIEP 因为手术过程中不携带腹直肌和前鞘,可以最大程度地保留供区腹直肌和肋间神经,组织供血充足,易保留乳房轮廓,质地自然,供区并发症低,成为乳房重建方式"金标准"。

4. 植入物乳房重建　应用植入物重建乳房可采用扩张器 - 假体(延迟 - 即刻重建,也称为两步法)或即刻植入假体(一步法)完成,两种方法需要较高的技术要求,需要有经验的团队来完成。根据植入物放置的层次,植入物乳房重建可以分为胸大肌前乳房重建和胸大肌后乳房重建。近两年,胸大肌前乳房重建联合补片和假体的应用,并且与腔镜下手术技术联合应用,尚处于起步阶段,适用于乳房皮瓣有一定厚度、血运良好的患者。因此,在进行患者选择时,需要考虑到肿瘤安全性、皮肤脂肪厚度、乳房容积与形态、患者既往放疗史、BMI、吸烟史造成皮瓣缺血及患者的运动习惯等因素。

补片材料联合植入物用于乳房重建,极大地改善了乳房重建的轮廓和美观。植入物乳房重建术时,首要条件就是有足够的组织覆盖。NSM 和 SSM 等保守性乳房切除方式的应用,在保证皮瓣厚度和血运的情况下,可以为植入物乳房重建提供良好的皮瓣覆盖。为了保证植入物有更多的组织覆盖,植入物一般放在胸大肌后面。当切除乳房后皮瓣容量较大并且所需植入物体积较大时,胸大肌后的空间有限,需要切断胸大肌,一部分植入物直接暴露于皮下。为解决胸大肌覆盖不足的问题,乳房的补片材料越来越多的用于一步法或两步法植入物乳房重建术。生物补片脱细胞真皮基质(acellular dermal matrix,ADM)或人工合成补片超轻钛网等的应用也增加了并发症和重建失败的风险。补片应用的并发症包括植入物的排斥反应、皮下积液或血肿血清肿发生、感染或切口愈合不良、植入物移位、包囊挛缩等。

植入物乳房重建总体并发症发生率低于自体组织乳房重建,但是重建失败风险高于自体组织。在植入物乳房重建失败后,自体组织可以作为补救措施重建乳房。

5. 乳房重建术后的修整　乳房重建术后常需要通过修整手术来改善重建乳房的外形、轮廓和对称性。在进行乳房重建之前需要告知患者之后可能的修整方法。乳房重建术后的修整手术包括脂肪移植、下皱襞重建、乳头乳晕复合体再造、瘢痕修整、对侧乳房的对称性手术。必要时需要多种技术联合应用,需要按照一定的先后顺序和间隔时间有步骤地进行。

二、保乳整形手术

保乳整形手术与传统保乳术技术的差别在于能够把整形外科技术应用到部分乳腺切除术,从而使患者避免全乳切除,也能获得更好看的乳房外形,并且具有相似的肿瘤安全性。

1. 保乳整形手术的适应证　保乳整形手术扩大了传统保乳术的适应证,使得较大的肿瘤或多病灶肿瘤患者也可以接受保乳术。保乳整形手术较传统保乳术有更宽的切缘距离。在进行保乳整形手术的时候,应考虑到三个因素:切除腺体体积、肿瘤位置和腺体密度。针对患者的情况个体化确定手术切口与整复方式。当预期切除体积过大(超过全部腺体的 50%),计划采用容积替代技术进行修复时,应考虑到供区既往是否有手术史、组织量是否充足;同时,还需要评估供区与缺损区域之间的距离以及血液供应情况。

2. 保乳整形手术的方法　保乳整形手术可分为容积移位和容积替代两种类型。容积移位技术是在部分乳腺切除术后应用剩余的乳腺腺体移位后填充肿瘤切除后的残腔,从而达到塑形和美容的效果。容积替代技术是应用腺体以外的自体组织来填充残腔以达到美容的目的。外科医师应该在术前对病灶位置、范围进行准确评估。选择保乳整形手术具体的修复方法时,需要结合患者的病灶部位、预期缺损大小、乳房容量、乳房下垂程度、腺体性质等因素综合考量。

3. 保乳整形手术的切缘评估　对保乳整形手术标本切缘应进行与传统保乳术同样规范的病理学评估,包括墨染切缘状态、各切缘与肿瘤的距离。切缘阳性者需报告累及切缘的肿瘤学组织类型(导管原位癌或浸润性癌)。

4. 保乳整形手术后放疗　保乳整形手术由于经过腺体的提拉、旋转后,原先的瘤床很难准确定位,因此在肿瘤切除时,可用钛夹标记肿瘤切除术后的空腔边界,以利于术后放疗的定位。

第六节　乳腺癌局部复发的外科处理

一、局部和区域复发的定义

1. 局部复发　早期乳腺癌患者保乳治疗后同侧乳腺内,或可手术乳腺癌患者乳腺切除术后同侧胸壁再次出现肿瘤。

2. 区域复发　患侧的淋巴结引流区,包括腋窝、锁骨上/下及内乳淋巴结区域出现肿瘤。孤立性复发是指在发现局部区域复发时,通过常规检查未发现合并其他部位的转移。

3. 局部区域复发　同侧乳房、胸壁和/或局部引流淋巴结的复发。

二、诊断

必须完整全面地检查以明确复发时有无合并远处

转移。

1. 乳腺 / 胸壁影像学检查　对于此前接受保乳治疗的患者,应对病灶行诊断性乳腺 X 线钼靶摄影和超声检查。对于此前接受乳腺切除术的患者,初始影像学检查通常选择超声。当乳腺 X 线钼靶摄影和 / 或超声检查的结果不明确时,可以行乳房 MRI 检查。

2. 腋窝影像学检查　考虑到乳腺癌局部复发患者同时存在区域复发的概率很高,无论体格检查是否触诊到淋巴结肿大,都应常规进行腋窝超声来检查局部引流淋巴结,必要时进行 FNA 或空芯针穿刺活检。

3. 活检　有任何疑似肿瘤复发的新临床或影像学表现时都应立即进行活检。FNA 是鉴别瘢痕形成与肿瘤复发的一种简单、准确方法;有时可能需要行空芯针穿刺活检或切除活检,以确定复发病变的生物学标志物(ER、PR 和 HER2)状态。

4. 远处转移的评估　出现浸润性局部区域复发的乳腺癌患者可能需要完整的再分期以排除远处转移。转移性病变的再分期检查一般包括放射性核素骨扫描,胸部、腹盆部和头部的 CT 检查、对比增强 MRI(对于有臂丛神经病变症状或手臂水肿但无明显淋巴结肿大的患者,有助于鉴别肿瘤复发与放射性纤维化)、PET/CT。

三、乳腺癌局部复发的外科处理策略

1. 胸壁 / 乳房的外科处理

(1)局部治疗和全身治疗的顺序:对于初始切除术

可行、并发症风险和预期最终外观可接受的患者,建议
先手术,并根据切除样本的病理分期来指导全身性辅
助治疗决策。但有些患者例外,例如有孤立性锁骨上
淋巴结转移或疾病负担较重的患者,这些患者可先行
全身治疗,为成功进行局部区域治疗创造条件,并确保
不早期出现远处转移。

(2)初始接受乳腺切除术后仅发生局部复发的患
者:建议广泛局部切除所有肉眼可见病灶,以及尽可能
广泛局部切除可切除的单发或多发结节。对于没有接
受过放疗的患者,也建议接受术后放疗。某些接受过
放疗的患者也可接受再放疗,这取决于病变部位、病程
和风险特征。

(3)接受保乳治疗和放疗后发生同侧乳房肿瘤复发
(ipsilateral breast tumor recurrence,IBTR)的患者:建议进
行乳腺切除术而非再次行乳房肿瘤切除术;这些患者通
常不会接受进一步放疗,但极少数高危病例可能适合接
受胸壁放疗(尤其是与上次放疗间隔较长时间时)。某
些患者可能适合接受再次保乳治疗(如没有接受过初始
放疗的患者或复发较晚且肿瘤较小的患者)。

2. 淋巴结的外科处理 手术切除为主要的治疗手
段,若以往未行腋窝淋巴结清扫,则需要补充清扫。而
ALND 后复发患者如可手术,则对复发灶行补充切除。在
既往未行术后放疗的患者补充 ALND 后,需对患侧胸壁、
内乳和锁骨上/下淋巴结引流区行预防性照射。对于复
发病变未能完全切除的患者,照射范围还需包括腋窝。

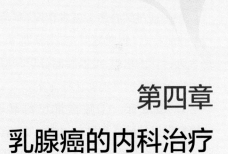

第四章

乳腺癌的内科治疗

第一节　乳腺癌的化疗

一、乳腺癌的辅助化疗

医师通过结合患者基本情况(年龄、重要器官功能等)、肿瘤特点(病理类型、临床分期、病理分期等)决定是否进行辅助化疗,根据肿瘤分子分型、术后复发风险和治疗敏感性选择辅助化疗方案。

1. 适应证　①腋窝淋巴结转移数目≥4枚。②腋窝淋巴结转移数目(1~3枚):若不存在高危复发风险因素,可考虑豁免化疗(如ER/PR阳性、HER2阴性、肿瘤<2cm、肿瘤分级Ⅰ级、无脉管瘤栓等)。③腋窝淋巴结阴性:若存在高危复发风险因素则考虑辅助化疗(如年龄<35岁、肿瘤直径>2cm、肿瘤分级Ⅱ~Ⅲ级、脉管瘤栓、HER2阳性、ER/PR阴性等)。

2. 禁忌证　①妊娠期:妊娠早期患者禁用化疗,妊娠中期患者应慎重选择化疗。②年老体弱并伴有严重内脏器质性病变者。③患者拒绝术后辅助化疗。

3. 常用辅助化疗方案

(1)HER2阴性乳腺癌

a. AC-T方案:适用于复发风险较高的患者。先使用多柔比星 $60mg/m^2$(或表柔比星 $100mg/m^2$)和环磷酰胺 $600mg/m^2$(在每周期的第1天使用,每21天为一个周期,总共进行4个周期);然后进行序贯治疗,包括紫杉醇 80mg/m^2(在每周期的第 1 天使用,每 7 天为一个周期,总共 12 个周期)或多西他赛 75mg/m^2(在每周期的第 1 天使用,每 21 天为一个周期,总共 4 个周期)。此外,还有密集型 AC-T 方案,用药和剂量与普通 AC-T 方案相同,但更换为每 14 天一个周期。

b. AC 方案:适用于复发风险较低的患者。具体药物、剂量与 AC-T 方案相同,但不进行序贯治疗。

c. TC 方案:适用于复发风险较低的患者。包括多西他赛 75mg/m^2 和环磷酰胺 600mg/m^2,两者均在第 1 天给药,每 21 天为一个周期,进行 4~6 个周期。

d. TAC 方案:推荐用于复发风险较高的患者。包含多西他赛 75mg/m^2、多柔比星 50mg/m^2 和环磷酰胺 500mg/m^2,均在每周期的第 1 天使用,每 21 天为一个周期,共 6 个周期。

(2)HER2 阳性乳腺癌

a. AC-THP 方案:先使用多柔比星 60mg/m^2(或表柔比星 100mg/m^2)和环磷酰胺 600mg/m^2(在每周期的第 1 天使用,每 21 天为一个周期,总共进行 4 个周期);然后进行序贯治疗,包括紫杉醇 80mg/m^2(在每周期的第 1 天使用,每 7 天为一个周期,总共 12 个周期)或多西他赛 75mg/m^2(在每周期的第 1 天使用,每 21 天为一个周期,总共 4 个周期),以及曲妥珠单抗(首剂 8mg/kg,之后 6mg/kg,在每周期的第 1 天使用,每 21 天为一个周期,共 1 年)和帕妥珠单抗(首剂 840mg/kg,之后 420mg/kg,在每周期的第 1 天使用,每

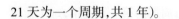

21 天为一个周期,共 1 年)。

b. TCbHP 方案:首先应用多西他赛 75mg/m²,每周期的第 1 天进行注射;同日还需给予患者卡铂,其 AUC 值为 6,这样的治疗每 21 天为一个周期,总共执行 6 个周期。此外,还需使用曲妥珠单抗(首剂 8mg/kg,之后 6mg/kg,在每周期的第 1 天使用,每 21 天为一个周期,共 1 年)和帕妥珠单抗(首剂 840mg/kg,之后 420mg/kg,在每周期的第 1 天使用,每 21 天为一个周期,共 1 年)。

c. AC-TH 方案:先使用多柔比星 60mg/m²(或表柔比星 100mg/m²)和环磷酰胺 600mg/m²(在每周期的第 1 天使用,每 21 天为一个周期,总共进行 4 个周期);然后进行序贯治疗,包括紫杉醇 80mg/m²(在每周期的第 1 天使用,每 7 天为一个周期,总共 12 个周期)或多西他赛 75mg/m²(在每周期的第 1 天使用,每 21 天为一个周期,总共 4 个周期),以及曲妥珠单抗(首剂 8mg/kg,之后 6mg/kg,在每周期的第 1 天使用,每 21 天为一个周期,共 1 年)。

d. TCbH 方案:首先应用多西他赛 75mg/m²,每周期的第 1 天进行注射;同日还需给予患者卡铂,其 AUC 值为 6,这样的治疗每 21 天为一个周期,总共执行 6 个周期。此外,还需使用曲妥珠单抗(首剂 8mg/kg,之后 6mg/kg,在每周期的第 1 天使用,每 21 天为一个周期,共 1 年)。

e. TCH 方案:多西他赛 75mg/m² 和环磷酰胺

600mg/m²,两者均在第 1 天给药,每 21 天为一个周期,进行 4 个周期。此外,还需使用曲妥珠单抗(首剂 8mg/kg,之后 6mg/kg,在每周期的第 1 天使用,每 21 天为一个周期,共 1 年)。

f. TH 方案:紫杉醇 80mg/m²,在第 1 天给药,每 7 天为一个周期,进行 12 个周期;曲妥珠单抗每周方案,共 1 年。

注:曲妥珠单抗每周方案,首剂 4mg/kg,之后 2mg/kg,在每周期的第 1 天给药,每 7 天为 1 个周期;曲妥珠单抗每 3 周方案,首剂 8mg/kg,之后 6mg/kg,在每周期的第 1 天给药,每 21 天为 1 个周期。

(3)注意事项:①首次给药应按推荐剂量使用,若有特殊情况需调整时,通常不低于推荐剂量的 85%,后续给药剂量应根据患者的具体情况和初始治疗后的不良反应,可以 1 次下调 20%~25%。每个辅助化疗方案一般仅允许剂量下调 2 次。②若无特殊情况,一般不建议减少化疗的周期数。③化疗时应注意化疗药物的给药顺序、输注时间和剂量强度,严格按照药品说明和配伍禁忌使用。④辅助化疗一般不与内分泌治疗或放疗同时进行,化疗结束后再开始内分泌治疗,放疗与内分泌治疗可先后或同时进行。⑤激素受体阴性的绝经前患者,在辅助化疗期间可考虑使用卵巢功能抑制药物保护卵巢功能。推荐化疗前 1~2 周给药,化疗结束后 2 周给予最后一剂药物。⑥蒽环类药物有心脏毒性,使用时须评估左室射血分数(left ventricular ejection fraction,LVEF),一般每 3 个月 1 次。

二、乳腺癌的新辅助化疗

新辅助化疗是指为降低肿瘤临床分期,提高切除率和保乳率,在手术或手术加局部放疗前,首先进行全身化疗。

1. 适应证

(1)必选适应证:①不可手术降期为可手术,临床分期为ⅢA(不含 T3、N1、M0)、ⅢB、ⅢC。②不可保乳降期为可保乳,临床分期为ⅡA、ⅡB、ⅢA(仅 T3、N1、M0)期,希望缩小肿块、降期保乳的患者。③不可手术的隐匿性乳腺癌(其中隐匿性乳腺癌定义为腋窝淋巴结转移为首发症状,而乳房内未能找到原发灶的乳腺癌)。

(2)优选适应证:三阴性乳腺癌或 HER2 阳性,肿瘤>2cm。

2. 禁忌证　①未经组织病理学确诊的乳腺癌:推荐进行组织病理学诊断,并获得 ER、PR、HER2 及 Ki-67 等免疫组织化学指标,不推荐将细胞学作为病理诊断标准。②妊娠早期女性为绝对禁忌:而妊娠中、晚期女性患者应慎重选择化疗,为相对禁忌。③年老体弱并伴有严重器质性病变,预期无法耐受化疗者。④原发肿瘤为广泛原位癌成分,未能明确浸润性癌大小或无法评估疗效者需谨慎使用。⑤患者拒绝术前新辅助治疗。

3. 新辅助化疗方案的选择

(1)HR 阳性 /HER2 阴性乳腺癌:有降期或保乳意愿者,推荐辅助化疗提前到新辅助治疗阶段,可选择蒽环类联合紫杉类方案,如 AT、AC-T 方案等。

(2)HER2 阳性、三阴性乳腺癌:可放宽新辅助治疗适应证,通过新辅助治疗早期评价治疗疗效,获取药敏信息,并通过术后是否病理完全缓解制订升 / 降阶梯辅助治疗方案。

a. HER2 阳性乳腺癌:可选择 AC-THP、TCbHP 等方案进行新辅助治疗。帕妥珠单抗可进一步提高 pCR 率,尤其对于 HR 阴性、淋巴结阳性患者。

b. 三阴性乳腺癌:推荐蒽环类联合紫杉类的常规方案,也可选择紫杉类联合铂类方案,尤其对于存在 *BRCA1/2* 致病或疑似致病性突变者。有心脏基础疾患的患者,可以考虑紫杉类联合铂类新辅助治疗。程序性死亡受体 1(programmed death-1,PD-1)抑制剂及程序性死亡受体配体 1(programmed death-ligand 1,PD-L1)抑制剂在国内尚未获得相关适应证,仍在临床试验探索中。

4. 注意事项

(1)化疗前需对乳腺原发灶行活检以明确组织学诊断并进行免疫组织化学检查,区域淋巴结转移可以采用细胞学诊断。

(2)在治疗有反应或疾病稳定的患者中,推荐术前用满既定周期数。

（3）无效及时更换化疗方案，或改行手术、放疗或内分泌治疗等方式。

（4）辅助化疗应根据新辅助化疗方案、周期数、疗效及术后病理结果确定治疗方案。

（5）推荐根据化疗前肿瘤分期决定是否需要辅助放疗及放疗范围。

5. 全身处理　新辅助化疗未达到 pCR 的患者（已完成足疗程的新辅助治疗），三阴性乳腺癌患者可考虑术后卡培他滨强化治疗；HER2 阳性患者优先考虑采用曲妥珠单抗 - 美坦新偶联物恩美曲妥珠单抗（trastuzumab emtansine，T-DM1）强化辅助治疗，也可继续完成曲妥珠单抗联合帕妥珠单抗共 1 年。无论是否达到 pCR，曲妥珠单抗完成治疗后再进行奈拉替尼治疗 1 年可进一步降低复发风险。HR 阳性患者需行内分泌治疗，复发风险较高者可考虑周期蛋白依赖性激酶 4/6（cyclindependent kinase 4/6，CDK4/6）抑制剂强化治疗。

三、晚期乳腺癌的化疗

晚期乳腺癌患者治疗旨在改善生活质量、延长生存时间。以化疗、靶向等全身治疗为主，必要时考虑手术或放疗等局部治疗。推荐进行肿瘤复发转移灶活检，同时检测 ER、PR、HER2、Ki-67 等免疫组织化学指标，以指导精准治疗。

1. 符合下列条件之一者考虑化疗　①ER/PR

阴性或低表达。②内脏危象或有症状的内脏转移。③ ER/PR 阳性内分泌治疗耐药者(特别是原发性耐药)。

2. 化疗药物与方案　晚期乳腺癌常用化疗药物包括蒽环类、紫杉类、铂类、吉西他滨、卡培他滨、长春瑞滨等。根据患者一般情况、肿瘤分子特征及既往治疗情况等制订化疗方案,每 2~3 个周期复查评估疗效。

(1) 单药化疗:肿瘤发展缓慢、肿瘤负荷较小、无明显症状,尤其是老年耐受性较差患者优选单药化疗。既往蒽环类治疗失败的患者,通常首选以紫杉类(如紫杉醇、多西他赛及白蛋白结合型紫杉醇)为基础的单药或联合方案;既往蒽环类和紫杉类治疗均失败的患者,目前尚无标准化疗方案,可考虑其他单药或联合方案。

常用的单药包括:蒽环类,如多柔比星、表柔比星、吡柔比星及聚乙二醇化脂质体多柔比星;紫杉类,如紫杉醇、多西他赛、白蛋白结合型紫杉醇;抗代谢药,如卡培他滨、吉西他滨等;非紫杉类微管形成抑制剂,如长春瑞滨、艾立布林、优替德隆等;口服药物,如环磷酰胺片、依托泊苷胶囊等,可以作为后线治疗的选择。

(2) 联合化疗:适合病情进展迅速,存在内脏危象或需要迅速缓解症状的患者。联合化疗方案需依据联合药物之间相互作用及毒性、患者的一般情况综合制订,通常不推荐联合三种或三种以上的化疗药物。

a. 可选择的联合治疗方案:DX(多西他赛 + 卡培他滨),TP(紫杉醇 + 卡铂),GT(吉西他滨 + 紫杉醇),GC(吉西他滨 + 卡铂),GP(吉西他滨 + 顺铂),AT(多柔比星＋紫杉醇）等。

b. HER2 阳性乳腺癌应持续进行抗 HER2 靶向治疗，包括大分子单抗、小分子酪氨酸激酶抑制剂（tyrosine kinase inhibitors，TKI）或抗体偶联药物（antibody drug conjugate，ADC），如 THP（紫杉醇＋曲妥珠单抗＋帕妥珠单抗）、TCbHP（紫杉醇＋卡铂＋曲妥珠单抗＋帕妥珠单抗）、XH（卡培他滨＋曲妥珠单抗）、吡咯替尼/拉帕替尼＋卡培他滨、T-DM1、维迪西妥单抗等。

c. 三阴性乳腺癌可行 *BRCA1/2* 基因检测，若存在致病突变，可考虑多腺苷二磷酸核糖聚合酶［poly（ADP-ribose）polymerase，PARP］抑制剂治疗；sacituzumab govitecan 是一种新型靶向治疗药物，已获得美国 FDA 批准用于三阴性乳腺癌治疗，中国也在探索中。

d. 贝伐珠单抗可考虑用于需要迅速缓解疾病症状者。

e. 多程化疗失败患者尚无标准治疗，鼓励患者参加新药临床试验或对症支持治疗。

（3）维持化疗：对完成 4~6 周期化疗，治疗有效、耐受性较好的患者，可以持续治疗至病情进展或出现不能耐受的毒性。联合化疗有效但不能耐受或无意愿继续联合化疗者可考虑维持治疗，可选择联合方案中的单一药物维持，HR 阳性者可考虑内分泌 ± 靶向治疗维持。维持治疗常用药物：卡培他滨、紫杉醇、脂质体多柔比星等。注意，蒽环类（紫杉类）治疗失败的常用定义为使用蒽环类（紫杉类）解救化疗过程中发生疾病进展,或辅助治疗结束后 12 个月内发生复发转移。

第二节 乳腺癌的内分泌治疗

一、乳腺癌与性激素

1. 性激素与乳房的生理发育

(1)雌激素:雌激素中生理活性最强的是雌二醇(estradiol,E_2)。雌激素可促进乳腺导管的上皮增生,乳管及小叶周围结缔组织发育,使乳管延长并分枝。在乳腺小叶的形成及乳腺成熟方面,雌激素不能单独发挥作用,必须有完整的垂体功能系统的控制。雌激素可刺激垂体前叶合成与释放催乳素,从而促进乳腺发育;而大剂量的雌激素又可竞争催乳素受体,从而抑制催乳素的泌乳作用。在妊娠期,雌激素在其他激素如黄体素等的协同作用下,还可促进腺泡的发育及乳汁的生成。外源性雌激素可使去卵巢动物的乳腺组织增生,其细胞增殖指数明显高于正常乳腺组织。雌激素还可使乳腺血管扩张、通透性增加。

(2)孕激素:主要由卵巢黄体分泌,妊娠期由胎盘分泌。孕激素中最具生理活性的是孕酮,其主要作用为促进乳腺小叶及腺泡的发育,在雌激素刺激乳腺导管发育的基础上使乳腺得到充分发育。大剂量的孕激素抑制催乳素的泌乳作用。孕激素对乳腺发育的影响,不仅要有雌激素的协同作用,而且也必须有完整的垂体功能系统。

（3）催乳素：由垂体前叶嗜酸细胞分泌的一种蛋白质激素。其主要作用为促进乳腺发育生长，发动和维持泌乳。催乳素与乳腺上皮细胞的催乳素受体结合，产生一系列反应，包括刺激 a- 乳白蛋白的合成、尿嘧啶核苷酸转换、乳腺细胞 Na^+ 的转换及脂肪酸的合成，刺激乳腺腺泡发育和促进乳汁的生成与分泌。在青春发育期，催乳素在雌激素、孕激素及其他激素的共同作用下，能促使乳腺发育；在妊娠期可使乳腺得到充分发育，使乳腺小叶终末导管发展成为小腺泡，为哺乳做好准备。

2. 性激素水平与乳腺癌的关系

（1）雌激素与乳腺癌：内源性雌激素和孕激素水平是乳腺细胞生长繁殖的基础。乳腺癌危险度随着卵巢活动周期数量的累积而增高，月经周期长、初潮年龄早及停经年龄晚与乳腺癌发病危险升高相关。11 岁或更小年龄初潮的女性比 14 岁或更大年龄初潮的女性乳腺癌危险度增高 15%~25%，月经来潮每推迟 1 年，乳腺癌危险度下降约 15%。绝经晚的女性其乳腺癌危险度更高，停经每推迟 1 年，乳腺癌危险度增高 3%。内源性雌激素对乳腺癌发生风险的作用还表现在妇女生育对乳腺癌产生的影响。未孕、晚孕或未哺乳的妇女患乳腺癌风险较一般妇女高，有研究表明延长哺乳期以抑制排卵可抑制雌激素的活动而使乳腺癌发病率下降。

外源性雌激素亦能增加乳腺癌罹患风险。口服避孕药(oral contraceptive,OC)是自 20 世纪 60 年代以来被广泛应用的外源性雌激素。OC 对乳腺癌危险度影响的研究结果不太一致,比较肯定的是长期使用者的乳腺癌危险度上升。OC 引起的乳腺癌危险度上升与家族史没有关联,也没有观察到乳腺癌危险度与 OC 使用频率、使用时限或使用早晚相关。雌激素 - 孕酮联合的激素替代治疗(hormone replacement therapy,HRT)与乳腺癌患病风险增高相关,能提高侵袭性乳腺癌 26% 的风险。由 HRT 所致的乳腺癌风险取决于 HRT 使用时间,使用时间越长风险越高,而停用后风险下降,但停用 5 年以上者仍高于不用者。近期研究结果对 OC 和 HRT 引起乳腺癌的风险度上升加深了认识,认为绝经状态和暴露时间是重要因素。绝经前使用会使危险性上升,绝经前同时使用 OC 和 HRT 者与长期使用 HRT 者的危险性上升明显,绝经后 65 岁以上的女性 OC 或 HRT 的相对危险度几乎为零。说明绝经后随着时间推移,有害效应逐渐减低。

雌激素刺激乳腺肿瘤生长的途径主要包括两个方面:一个是雌激素自身代谢产生的毒性物质会刺激乳腺肿瘤的生长;二是通过雌激素受体信号传导途径实现的。近年来有研究认为,雌激素能导致纺锤体形成异倍体,最终导致乳腺癌的发生。需要说明的是,雌激素受体信号转导机制以及代谢物致癌机制并不是单一发挥作用的,而是共同作用于人体最终导致乳腺癌的发生和发展。

(2) 孕激素与乳腺癌：孕激素在乳腺癌发生发展中的作用目前还存在争议，而孕激素对乳腺癌的影响也十分复杂，它既可以与雌激素相互加强，也可以表现为相互拮抗。有研究表明，孕激素对乳腺上皮细胞的致癌作用因孕激素类型的不同而存在差异。更加具体的机制目前仍在研究中。

(3) 催乳素与乳腺癌：有研究发现在正常乳腺组织、良性乳腺肿瘤和乳腺癌组织细胞上表达的催乳素受体呈阶梯性增长。催乳素通过与催乳素受体结合发挥其生物效应，主要通过抑制细胞的凋亡、缩短细胞周期促进细胞的分裂来加快肿瘤的发生、发展。

催乳素还可以通过旁分泌和自分泌途径作用于自身免疫细胞发挥其对免疫系统的调节作用和作用于自身细胞行使细胞因子的作用调节细胞的生长与增殖并抑制细胞的凋亡。催乳素不但能提高乳腺癌患者的细胞增殖速度和运动活力，还可以促进肿瘤组织中血管的生长。由此可见，催乳素可以作为生长因子或细胞因子来影响细胞分裂、凋亡，最终导致肿瘤的发生、发展。但是催乳素与其他激素之间的相互作用还不清楚，并且也不能排除是催乳素受体变异导致的结果，因此还需要进一步的探索与研究。

(4) 雄激素与乳腺癌：对于乳腺癌的形成与雄激素之间的关系一直以来没有统一的说法，是促进乳腺癌的发生还是抑制乳腺癌的生长一直没有确定。有动物实验结果表明单独注射睾酮可以诱导雌性裸鼠发生乳腺癌,联合应用睾酮和雌二醇的小鼠比单独应用睾酮或雌二醇的小鼠发生乳腺癌比率要高,而且乳腺癌发病的潜伏期也比单独应用的短,因此两种激素之间存在某种协同作用并且睾酮在乳腺癌发展中起内在的推动作用。此外,雄激素还可通过负反馈机制抑制垂体分泌促性腺激素、促卵泡激素(follicle-stimulating hormone,FSH)等来间接抑制乳腺癌细胞的生长。

3. 雌激素的调控与乳腺癌内分泌治疗　雌激素信号在人类乳腺癌的发生发展中至关重要。在过去几十年中,人们致力于研究雌激素信号通路在乳腺癌中的潜在作用机制,并发展了抗雌激素疗法。研究发现,雌激素的多种活性由雌激素受体(estrogen receptor,ER)介导。雌激素能够上调 c-Myc 和 cyclinD1 的表达和功能,激活细胞周期蛋白 E-Cdk2 复合物,并加快乳腺上皮细胞从 G1 期到 S 期的细胞周期进程。因此普遍认为 ER 能够促进雌激素靶基因的表达,导致雌激素刺激的乳腺癌的发生发展。激素受体阳性乳腺癌亦称为激素依赖性肿瘤,而阻断这种激素调控作用从而抑制肿瘤生长,即内分泌治疗,是激素受体阳性乳腺癌的重要治疗手段。

(1)降低雌激素水平

a. 芳香化酶抑制剂:绝经后妇女的雌激素 70% 以上由肾上腺产生的雄激素前体经芳香化酶作用而生成,约 70% 患者的肿瘤组织中芳香化酶的活性高于周围组织,芳香化酶抑制剂能阻断95%~98%的芳香化酶活性,从而降低体内雌激素水平。这类药物主要用于雌激素受体阳性的绝经后患者,不应用于卵巢仍有功能的患者。第1、2代芳香化酶抑制剂副作用较大,疗效较差,现已不用,现今主要应用第3代药物如来曲唑、阿那曲唑和依西美坦等。芳香化酶抑制剂很少引起子宫内膜癌和子宫肉瘤,但骨质疏松和骨折的发生率升高。因此,对于长期应用此类药物的患者,建议服用钙剂和维生素,并适当进行体育锻炼。

b. 促性腺激素释放激素类似物:下丘脑 - 垂体 - 卵巢轴是一个完整而协调的神经内分泌系统。下丘脑通过分泌促性腺激素释放激素(gonadotropin-releasing hormone,GnRH)调节垂体黄体生成素(luteinizing hormone,LH)和FSH的释放,从而控制性腺发育和卵巢分泌性激素。GnRH类似物则通过与垂体上受体的结合,抑制促性腺激素分泌,从而减少雌激素的产生。常用的药物有戈舍瑞林、亮丙瑞林等。

(2)雌激素受体调节剂

a. 以他莫昔芬为代表的抗雌激素药物:是传统乳腺癌内分泌治疗药物,通过与雌二醇竞争细胞表面的雌激素受体,使乳腺癌细胞停滞于G1期,抑制肿瘤生长,但是还具有雌激素样作用。他莫昔芬可增加子宫内膜癌及子宫肉瘤的发生率,若患者服用他莫昔芬期间出现异常阴道出血,要立即做相关检查;其他副作用包括血液高凝、体重增加、面部潮热、情绪波动等,偶见早年白内障。

b. 新型雌激素受体调节剂氟维司群:不仅与雌激素受体竞争性结合,亲和力达 89%,还使雌激素受体上的转录活性区域 AF1 和 AF2 均失活,加速了雌激素受体的降解和功能丧失,下调人体乳腺癌细胞中的雌激素受体。

(3)孕酮类药物:孕酮类药物主要通过负反馈作用抑制 FSH 和黄体生成素的分泌,减少卵巢雌激素的产生,通过抑制促肾上腺皮质激素的分泌,减少肾上腺皮质中雌激素的产生;与孕激素受体(PR)结合后竞争性抑制雌二醇与 ER 的结合,阻断了雌激素对乳腺癌细胞的作用。常用的药物有醋酸甲羟孕酮和甲地孕酮。目前临床已较少使用。

(4)新型靶向药物:对于激素受体阳性乳腺癌,肿瘤的生长和增殖不仅仅依赖 ER 通路,还有一些其他信号通路与 ER 通路相互作用促进肿瘤增殖及耐药,其中最有代表的信号通路是 CDK4/6-cyclin D-Rb 通路及 PI3K/AKT/mTOR 信号通路,一系列的临床研究也证明:靶向药物 CDK4/6 抑制剂、哺乳动物雷帕霉素靶蛋白(mammalian target of rapamycin,mTOR)抑制剂及 PIK3CA 抑制剂联合内分泌治疗可显著改善患者生存,内分泌联合靶向治疗改变传统内分泌治疗模式,成为内分泌治疗的新策略。

二、乳腺癌辅助内分泌治疗

1. 乳腺癌辅助内分泌治疗的适合人群

(1)激素受体 ER 和／或 PR 阳性的浸润性乳腺癌患者,皆应接受术后辅助内分泌治疗。依据最新《美国临床肿瘤学会／美国病理家学会乳腺癌雌激素受体和孕激素受体检测指南》,ER 免疫组织化学染色为 1%~100% 的肿瘤皆被视为 ER 阳性,但 ER 低表达(1%~10%)的生物学行为通常与 ER 阴性乳腺癌相似,在术后辅助内分泌中的获益较少,在做治疗决策时也应当考虑到这一点。

(2)禁忌证:①使用内分泌药物有禁忌的患者,如有深静脉血栓或肺栓塞史者;②严重肝肾功能损伤者慎用;③孕妇及既往应用内分泌治疗药物过敏者。

2. 绝经判定　绝经一般是指月经永久性终止,提示卵巢合成的雌激素持续性减少。满足以下任意一条者,都可认为达到绝经状态:①双侧卵巢切除术后;②年龄 ≥ 60 岁;③年龄 < 60 岁,自然停经 ≥ 12 个月,在近 1 年内未接受化疗、他莫昔芬、托瑞米芬或卵巢去势的情况下,FSH 和雌二醇水平在绝经后范围内;④年龄 < 60 岁正在服用他莫昔芬或托瑞米芬的患者,FSH 和雌二醇水平连续两次在绝经后范围内。

3. 乳腺癌辅助内分泌治疗的药物选择　绝经前患者辅助内分泌治疗首选他莫昔芬。在内分泌治疗前需综合考量年龄、肿块大小、淋巴结状态、组织学分级、

Ki-67 增殖指数等因素以及 STEEP 评分,对于中高复发风险的患者推荐在辅助内分泌治疗中应用卵巢功能抑制剂。对于年轻(＜35 岁)中高复发风险的乳腺癌患者,更推荐卵巢功能抑制加芳香化酶抑制剂。如果患者在他莫昔芬治疗期间绝经,可以在他莫昔芬用药2~3 年后换用芳香化酶抑制剂。绝经后患者优先选择第三代芳香化酶抑制剂,建议初始即使用;不能耐受芳香化酶抑制剂的绝经后患者,仍可选择他莫昔芬。

同为选择性雌激素受体调节剂(selective estrogen receptor modulator,SERM)的托瑞米芬在他莫昔芬结构上进行优化,对子宫内膜影响更小,对于使用他莫昔芬治疗的绝经前无症状的女性,如果超声检查提示单纯子宫内膜增厚(子宫内膜厚度>15mm),推荐可继续服药观察,或换用托瑞米芬,并且提高随访频率。托瑞米芬主要通过 CYP3A4 酶代谢,受 CYP2D6 代谢酶(影响他莫昔芬疗效的主要代谢酶)影响小,长期使用他莫昔芬导致出现脂肪肝、血脂异常等问题的患者,亦可选择托瑞米芬以更好减少肝脏受损及血脂异常的副作用。因相关基因检测尚未在临床推广,因此应用此类药物时无须进行基因检测。

4. 乳腺癌辅助内分泌治疗的治疗时长 术后辅助内分泌治疗的治疗时长通常为 5 年,延长内分泌治疗需要根据患者的具体情况个体化处理,需要结合肿瘤复发的危险因素及药物治疗的毒性反应综合决策。对于中高危绝经前患者,若在他莫昔芬治疗满 5 年后患者仍未绝经,可以延长他莫昔芬至 10 年,如果患者在他莫昔芬治疗过程中绝经,可考虑延长芳香化酶抑制剂治疗,直至完成 10 年的内分泌治疗。若采用药物性卵巢功能抑制(ovarian function suppression,OFS),目前推荐的治疗时间是 5 年,但中危患者也可选择使用 2~3 年。对于接受了 5 年药物性 OFS+ 他莫昔芬 / 芳香化酶抑制剂(aromatase inhibitors,AI)治疗的特别高危的绝经前患者,尽管没有较强的循证医学证据,后续也可以考虑延长他莫昔芬单药治疗,或继续维持原方案的延长治疗。对于中高危绝经后患者,如果患者应用 5 年芳香化酶抑制剂耐受性良好,可以考虑延长芳香化酶抑制剂治疗 3~5 年。

5. 乳腺癌辅助内分泌治疗的靶向强化　对于 ≥4 个阳性淋巴结的 ER 阳性早期乳腺癌患者,无论绝经前或绝经后,均可考虑在标准辅助内分泌治疗基础上增加 CDK4/6 抑制剂阿贝西利强化 2 年;1~3 个淋巴结阳性且伴有 G3/T3/Ki-67 ≥20% 至少一项高危因素的 ER 阳性早期乳腺癌患者可考虑术后使用阿贝西利强化治疗,因阿贝西利会导致腹泻及骨髓抑制等不良反应,在用药期间需要监测血常规及肝肾功能,做好腹泻预防和治疗及安全性管理。

6. 乳腺癌辅助内分泌治疗的注意事项

(1)患者应在化疗之前进行激素水平的测定,判断月经状态。绝经前患者在使用促性腺激素释放激素类似物(gona-dotropin-releasing hormone analogue,

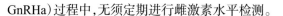

GnRHa)过程中,无须定期进行雌激素水平检测。

（2）辅助内分泌治疗（促黄体素释放激素激动剂除外）不建议与辅助化疗同时使用,一般在辅助化疗之后使用,可以和放疗及曲妥珠单抗同时使用。

（3）内分泌治疗中常见不良反应的监测和管理：①在应用他莫昔芬过程中应注意避孕,需要对子宫内膜进行超声监测,每 6~12 个月进行 1 次妇科检查；②对于应用芳香化酶抑制剂患者应监测骨密度和补充钙剂及维生素 D。每 12 个月监测 1 次骨密度（bone mineral density, BMD）BMD,并进行 BMD 评分（T 评分）。T-score 小于 –2.5,为骨质疏松,可开始使用双膦酸盐或地舒单抗治疗；T-score 为 –2.5~–1.0,为骨量减低,给予维生素 D 和钙片治疗,并考虑使用双膦酸盐；T-score 大于 –1.0,为骨量正常,不推荐使用双膦酸盐；③患者在接受芳香化酶抑制剂治疗期间应监测血脂,必要时应给予血脂异常患者相应的治疗。对于在内分泌治疗中严重的不良反应需要考虑停药或者更换治疗方案。

三、乳腺癌新辅助内分泌治疗

1. 乳腺癌新辅助内分泌治疗的适合人群 HR 阳性乳腺癌患者新辅助内分泌治疗可缩小肿瘤,减少手术范围,提高保乳率,其毒性更低,患者更容易耐受。新辅助内分泌治疗最初应用于不适合化疗和手术、机体状况不良的老年乳腺癌患者。几个大型新辅助内分泌治疗临床研究（P024 试验、PROACT 试验、IMPACT

试验和 ACOSOG Z1031 试验)入组的患者主要为绝经后 HR 阳性乳腺癌患者。对于绝经前的乳腺癌患者，新辅助内分泌治疗正在探索阶段。尽管临床研究显示新辅助内分泌治疗对绝经前和绝经后乳腺癌的治疗反应是相似的，但由于缺少临床研究数据，临床实践中不常规推荐绝经前患者进行新辅助内分泌治疗，除非参加临床研究。

2. 乳腺癌新辅助内分泌治疗的常用药物

(1)绝经后患者：芳香化酶抑制剂(包括非甾体类的阿那曲唑和来曲唑，以及甾体类的依西美坦)。该方案《中国临床肿瘤学会(CSCO)乳腺癌诊疗指南》给予了 1A 类证据 I 级推荐。同时对该人群也给予了芳香化酶抑制剂联合 CDK4/6 抑制剂的推荐(1B 类证据 I 级推荐)。

(2)绝经前患者：推荐在卵巢功能抑制(OFS)的基础上(通常是使用促性腺激素释放激素类似物戈舍瑞林或亮丙瑞林，或者行双侧卵巢切除)，参照绝经后乳腺癌进行处理。《中国临床肿瘤学会(CSCO)乳腺癌诊疗指南》对 OFS+AI 给予了 1A 类证据 II 级推荐，联合 CDK4/6 抑制剂的推荐则给予了 1B 类证据 II 级推荐。

3. 新辅助内分泌治疗适宜疗程　芳香化酶抑制剂新辅助内分泌治疗临床试验表明经过 3~12 个月的治疗，客观缓解率为 40%~80%，5%~10% 的患者出现早期进展性疾病。许多新辅助内分泌治疗试验都是术前给予患者 3~4 个月的内分泌治疗。由 Llombart-

Cussac 等实施的Ⅱ期临床试验表明新辅助内分泌治疗达到临床反应的中位时间为 3.9 个月,最大临床疗效中位疗程时间为 4.2 个月,1/3 患者治疗最大化时间超过 6 个月,该试验表明 4~6 个月新辅助内分泌治疗可评估疗效,个体化的治疗时间更适合提高疗效。2015年《圣加仑早期乳腺癌治疗专家共识》指出:新辅助内分泌治疗是根据疗效、不良反应及并发症综合评估进行的个体化治疗。大多数专家建议应该持续 4~8 个月或至治疗反应最大化。总的来看,目前尚未有指南明确规定最佳持续时间,临床医师可根据患者耐受性和肿瘤缓解情况进行个体化治疗。虽然延长内分泌用药时间可以适当地增加客观缓解率(objective response rate,ORR),但应严密评估疾病的临床进展,并及时进行手术干预治疗。

4. 乳腺癌新辅助内分泌治疗的疗效评价

(1)乳腺癌患者新辅助内分泌治疗后很少可以获得 pCR,pCR 率为 1.5%~17.5%,且其与治疗持续时间有关,因此仅用 pCR 这个二分变量去评估 NET 效果的价值有限。

(2)目前也可采用残余癌症负担(residual cancer burden,RCB)评分来评估新辅助治疗疗效。RCB 评分根据残余乳腺肿瘤大小、瘤床细胞结构及腋窝淋巴结负荷进行计算。

(3)P024 试验中应用术前内分泌治疗预后指数(preoperative endocrine therapy prognosis index,PEPI)模

型对新辅助内分泌治疗的疗效进行评估,并在 IMPACT 试验中得到了验证,该指数将治疗后的 Ki-67 水平与 ER 状态、病理学分期和淋巴结状态相结合,能够评估患者的复发风险,从而判断患者是否需要接受辅助治疗。

(4)2020 年 ASCO 提出用内分泌治疗敏感性疾病率(endocrine sensitive disease rate,ESDR)来评估新辅助内分泌治疗的疗效,其主要定义为达到 pCR 或改进的 PEPI(modified PEPI,mPEPI)评分为 0 分的患者所占的百分比。

5. 乳腺癌新辅助内分泌治疗展望　目前,尽管乳腺癌新辅助内分泌治疗的疗效已经接近于乳腺癌新辅助化疗,但实际工作中乳腺癌新辅助内分泌治疗并没有被广泛应用。究其原因是新辅助内分泌治疗给患者带来的价值不明确。三阴性乳腺癌与 HER2 阳性乳腺癌患者可以通过新辅助治疗筛选出治疗效果不理想的人群,术后给予换药治疗,从而达到进一步改善预后的目的。而对于 HR 阳性、HER2 阴性新辅助治疗无论是新辅助化疗还是新辅助内分泌治疗均未达到可以改善预后的目的。未来需进一步探索,进一步明确乳腺癌新辅助内分泌治疗的价值。

四、晚期乳腺癌内分泌治疗

1. 晚期乳腺癌内分泌治疗的适合人群

(1)原发灶或复发转移灶病理检查激素受体(ER 和 / 或 PR)阳性。对于激素受体状态不明的患者,如肿瘤进展缓慢,也可以尝试内分泌治疗。

(2)肿瘤进展缓慢,无内脏危象。内脏危象的定义为:由症状、体征、实验室检查及疾病迅速进展界定的数个脏器功能异常。内脏危象并非单纯指存在内脏转移,而是指因疾病迅速恶化引起的多个内脏功能严重异常,这种情况需要迅速有效的治疗来控制疾病进展,因为一旦病情进一步恶化,可能就无法通过后续治疗获得控制。无症状的内脏转移和/或骨软组织转移更推荐内分泌治疗。

(3)既往内分泌治疗获益,包括术后辅助内分泌治疗足疗程结束后进展,或辅助内分泌治疗中无病间期较长(一般大于 2 年,拟行内分泌治疗联合部分靶向药物治疗时可适当突破该界限),和复发转移阶段内分泌治疗曾经获益。

2. 晚期乳腺癌内分泌治疗的相关概念

(1)内分泌治疗敏感:指既往未经内分泌治疗,或术后辅助内分泌治疗(至少 2 年)结束后 1 年以上出现疾病复发转移。

(2)内分泌治疗耐药:①原发性耐药指术后辅助内分泌治疗 2 年内出现疾病复发转移,或晚期一线内分泌治疗 6 个月内出现疾病进展。②继发性耐药指术后辅助内分泌治疗 2 年后至治疗结束后 1 年内出现疾病复发转移,或晚期一线内分泌治疗 6 个月及以上出现疾病进展。

(3)一线内分泌治疗和二线内分泌治疗:通常分别

对应复发转移后接受的第一个和第二个内分泌治疗方案;对于内分泌治疗敏感的复发转移患者,后续接受的第一个内分泌治疗方案即为一线内分泌治疗,而对于已判断为原发性或继发性耐药的复发转移患者,后续接受的第一个内分泌解救治疗方案为二线内分泌治疗。

3. 晚期乳腺癌内分泌治疗的常用药物

(1)绝经后患者:芳香化酶抑制剂(包括非甾体类的阿那曲唑和来曲唑,以及甾体类的依西美坦)、选择性雌激素受体调节剂(他莫昔芬和托瑞米芬)及选择性雌激素受体下调剂(氟维司群)。

(2)绝经前患者:推荐在卵巢功能抑制(OFS)的基础上(通常是使用促性腺激素释放激素类似物戈舍瑞林或亮丙瑞林,或者行双侧卵巢切除),参照绝经后乳腺癌进行处理。未行 OFS 的,可应用他莫昔芬或托瑞米芬。

(3)绝经前和绝经后患者均可在内分泌治疗的基础上联合靶向药物治疗(CDK4/6 抑制剂、mTOR 抑制剂、HDAC 抑制剂等,PI3Kα 抑制剂尚未在国内上市)。

4. 晚期乳腺癌一线内分泌治疗的选择

(1)芳香化酶抑制剂联合 CDK4/6 抑制剂(哌柏西利、阿贝西利、达尔西利和瑞波西利)是 HR 阳性 /HER2 阴性绝经后或绝经前但已行 OFS 乳腺癌患者一线内分泌治疗的优先选择。多项研究已证实,芳香化酶抑制剂联合 CDK4/6 抑制剂一线治疗可显著改善患者的无进展生存期(progression-free survival,PFS),甚至部分研究可改善总生存期(overall survival,OS)。OFS+ 他莫昔芬联合 CDK4/6 抑制剂在 MONALEESA-7 研究中也证实了 PFS 和 OS 的获益,特定情况下亦可选用。

(2)当 CDK4/6 抑制剂不可及时,单药内分泌治疗也是可行的;绝经后患者可使用氟维司群、芳香化酶抑制剂;绝经前患者可使用 OFS 联合氟维司群、OFS 联合芳香化酶抑制剂;对于经济条件受限的地区和患者,也可酌情考虑使用他莫昔芬或托瑞米芬。

5. 晚期乳腺癌二线和后线内分泌治疗的选择 一线内分泌治疗失败后,无内脏危象的患者二线及后线仍然可以选择内分泌治疗 ± 靶向治疗。尽量不重复使用辅助内分泌治疗或复发转移阶段内分泌治疗使用过并已被证明耐药的药物。

(1)对于尚未使用过 CDK4/6 抑制剂的患者:①氟维司群联合 CDK4/6 抑制剂是 HR 阳性 /HER2 阴性绝经后或绝经前但已行 OFS 乳腺癌患者二线内分泌治疗的优先选择。多项研究已证实,氟维司群联合 CDK4/6 抑制剂二线治疗可显著改善患者的 PFS 和 OS。②甾体 / 非甾体 AI(± OFS)或他莫昔芬(± OFS)联合 CDK4/6 抑制剂在特定情况下亦可选用。

(2)对于已经使用过 CDK4/6 抑制剂疾病进展的患者:目前已有 Ⅱ 期研究证明 CDK4/6 抑制剂的跨线联合内分泌治疗较单药内分泌治疗更能延长 PFS,但获益有限。mTOR 抑制剂依维莫司、组蛋白脱乙酰酶(histone deacetylase,HDAC)抑制剂西达本胺可考虑在二线及后线治疗中联合内分泌治疗使用。对于经历 CDK4/6 抑制剂治疗失败且检测出 *Pik3ca* 基因突变的患者,有证据显示使用 PI3Kα 抑制剂阿培利西(alpelisib)联合内分泌治疗可取得一定疗效。阿培利西已获美国及欧盟批准用于相关的临床适应证,但尚未在中国市场获批上市。

(3)对于 HR 阳性、HER2 阴性 CDK4/6 抑制剂疾病进展的患者:建议对复发转移灶再活检以明确 HER2 状态。有证据显示,对于 HR 阳性、HER2 阴性的内分泌治疗耐药且化疗失败的患者,使用 DS8201 可使 PFS 显著延长;对于年轻或有乳腺癌家族史的患者,应该积极做 *BRCA1/2* 基因突变检测,以明确后线治疗可否应用奥拉帕利治疗。

(4)对于原发性耐药的患者:如以上靶向药物不可及,可采用化疗予以解救治疗。

第三节 乳腺癌的靶向治疗

一、HER2 阳性乳腺癌靶向治疗

1. 初始治疗

(1)淋巴结阴性、原发肿瘤 ≤ 0.5cm 时,辅助治疗缺乏高级别证据。

(2)淋巴结阴性、0.5cm<原发肿瘤 ≤ 2.0cm 时,推荐使用 H(曲妥珠单抗),可考虑每周紫杉醇 + 曲妥珠单抗或 TC × 4+H(C 为环磷酰胺)辅助治疗。

(3)淋巴结阴性,伴有其他不良预后因素(如 Ki-67>30%、G3、pT2 以上等)时,推荐 H 联合化疗(常用化疗方案为:EC-T 或 TCb)。

(4)对于有高危复发风险(如淋巴结阳性)的患者,推荐 HP(P 为帕妥珠单抗)双靶联合化疗(常用化疗方案为:EC-T 或 TCb)。

不同分层的 HER2 阳性乳腺癌初始治疗的推荐方案如表 4-1 所示。

表 4-1　不同分层的 HER2 阳性乳腺癌初始治疗的推荐方案

分层		初始治疗	
淋巴结	其他	推荐	考虑
阴性	T≤0.5cm	缺乏高级别证据	wP+H
	0.5cm<T≤2cm	wP+H	TCx4+H
	T>2cm 或 G3 或 Ki-67>30%	EC-T+H TCb+H	EC-T+HP TCb+HP
阳性		EC-T+HP TCb+HP	

2. 新辅助治疗后的辅助治疗

(1)接受足疗程 HP 双靶联合化疗的新辅助治疗,达到 pCR 的患者,继续维持 HP 辅助治疗满一年。

(2)接受足疗程 HP 双靶联合化疗的新辅助治疗,未达 pCR 的患者,推荐使用 T-DM1(每 3 周 1 次,共 14 次)辅助治疗;当残余肿瘤负荷较小时(如 MP 4

级），可考虑继续使用 HP 辅助治疗满一年。

HER2 阳性乳腺癌新辅助治疗后的辅助治疗策略见表 4-2。

表 4-2　HER2 阳性乳腺癌新辅助治疗后的辅助治疗策略

残留情况	推荐	考虑
pCR（MP5）	HP	
非 pCR 且 MP4	T-DM1	HP
非 pCR 且 MP1~3	T-DM1	

3. 后续辅助强化治疗　ExteNET 研究显示具有中高复发风险的患者，特别是 ER 阳性伴有淋巴结转移的患者，曲妥珠单抗辅助治疗满一年后，序贯奈拉替尼辅助强化治疗一年，可显著提高患者无侵犯性疾病生存期（invasive disease-free survival，iDFS）。目前中高复发风险患者的新辅助 / 辅助治疗以 HP 双靶方案为基础，2017 年《圣加仑早期乳腺癌治疗专家共识》（ST.Gallen 共识）中，有 63% 专家认为对于具有极高风险的 ER 阳性、HER2 阳性患者，可考虑序贯奈拉替尼辅助强化治疗。HER2 阳性乳腺癌患者后续辅助强化治疗策略见表 4-3。

表 4-3　HER2 阳性乳腺癌患者后续辅助强化治疗策略

分层	推荐	考虑
淋巴结阳性、H 辅助治疗后	序贯奈拉替尼	
淋巴结阳性、HP 辅助治疗后		序贯奈拉替尼

4. 靶向药物剂量

(1)曲妥珠单抗 6mg/kg(首次剂量 8mg/kg)每 3 周方案,或 2mg/kg(首次剂量 4mg/kg)每周方案。目前推荐的治疗时间仍为 1 年,可与化疗同时使用或化疗后序贯使用,更推荐同时使用。

(2)帕妥珠单抗,联合曲妥珠单抗使用,每 3 周 1 次,剂量为 420mg(首次剂量为 840mg),治疗时间为 1 年。

(3)奈拉替尼,240mg 每日 1 次口服,治疗时间为 1 年。

二、激素受体阳性乳腺癌靶向治疗(辅助)

(1)≥4 枚阳性淋巴结的激素受体阳性、HER2 阴性乳腺癌,无论绝经前或绝经后,推荐在标准辅助内分泌治疗基础上联合 CDK4/6 抑制剂阿贝西利治疗 2 年。

(2)1~3 枚阳性淋巴结且伴有 T3 及以上或 G3 以及 Ki-67≥20% 至少一项高危因素的激素受体阳性、HER2 阴性乳腺癌,可考虑在标准辅助内分泌治疗基础上联合 CDK4/6 抑制剂阿贝西利治疗 2 年。

(3)阿贝西利,150mg 每日 2 次口服,治疗时间为 2 年。

三、*BRCA1/2* 突变乳腺癌靶向治疗(辅助)

(1)*BRCA1/2* 胚系突变的三阴性乳腺癌,若 ≥pT2,

或 ≥ pN1, 或新辅助后 non-pCR, 可考虑 PARP 抑制剂
奥拉帕利辅助强化治疗 1 年。

(2) *BRCA1/2* 胚系突变的激素受体阳性、HER2 阴
性乳腺癌, 若 ≥ pN2 或新辅助后 CPS+EG ≥ 3, 可考虑
PARP 抑制剂奥拉帕利辅助强化治疗 1 年。

(3) 奥拉帕利, 300mg 每日 2 次口服, 治疗时间为 1
年(但 FDA 尚未批准该药辅助治疗适应证)。

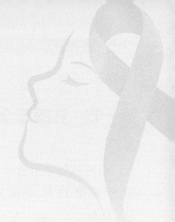

第五章
乳腺癌的放疗

第一节　乳腺癌全乳切除术后辅助放疗

全乳切除术后放疗可降低任意首次复发风险约30%。在第 15 年,每减少 1.5 例复发,到第 20 年可预防 1 例死亡。

一、适应证和禁忌证

放疗实施的理念:局部区域复发(loco-regional recurrence,LRR)风险较高,放疗降低的绝对复发率可观,预计可改善乳腺癌癌症特异性生存期(cancer-specific survival,CSS)。同时急性、慢性毒性可接受,代价不抵消放疗的获益。

1. 无新辅助治疗　争议较少的情况:肿瘤侵犯患侧乳腺皮肤或胸壁(T4 期);腋窝转移淋巴结个数 ≥ 4 个(≥ N2)者需给予放疗。无腋窝淋巴结转移,但乳腺原发灶直径 > 5cm(T3 期),建议放疗。

有一定争议的情况:原发灶直径 ≤ 5cm,且腋窝淋巴结转移个数 1~3 个(T1~2N1 期),需参考患者临床和病理特征,并考虑全身治疗情况,存在多个危险因素者建议放疗[危险因素:年龄 < 45 岁、T2 分期、腋窝淋巴结清扫数目 < 10 个且转移比例 > 20%、阳性淋巴结 > 1 枚、激素受体阴性(HR-)、HER2 过表达但未接受靶向治疗、组织学分级高(G3)、淋巴脉管受侵

（lymphovascular Invasion，LVI+）、淋巴结被膜外侵犯（extranodal Invasion，ENI+）、肿瘤位于中央或内象限以及未经过规范全身治疗等]。

2. 有新辅助治疗 推荐结合患者新辅助治疗前的临床分期、新辅助化疗后的病理分期，并综合考虑患者临床、肿瘤特征决定。

（1）争议较少的情况：新辅助治疗前初始分期为Ⅲ期（≥cN2，或≥cT3N1），或新辅助治疗后腋窝淋巴结依旧病理阳性（ypN+），推荐术后放疗。

（2）有一定争议的情况：初始临床分期为Ⅱ期（cT1~2N1、cT3N0、部分低危的 cT3N1），新辅助化疗后腋窝淋巴结病理阴性（ypN0），可鼓励患者参与临床研究[放疗 vs. 不放疗；区域淋巴结放疗（regional nodal irradiation，RNI）vs. 无 RNI]。临床上若具有多个危险因素，或乳腺内尚有浸润性癌残存，与患者共同权衡利弊后可考虑术后放疗。

3. 禁忌证 术后伤口未愈合，局部感染未控者，暂不实施放疗。此外，绝对禁忌证很少，若放疗获益不足以弥补代价，如无法耐受的重要器官毒性、罕见的基因修复缺陷性疾病、急性活动性免疫疾病，或患者本人抗拒放疗，则可在权衡利弊后省略放疗。

二、注意事项

1. 时序和时效 若患者需接受化疗，则在完成化疗后进行放疗，可与内分泌治疗、靶向治疗同期进行；

但与 CDK4/6 抑制剂、靶向细胞毒偶联药物、PARP 抑制剂、PD-1/PD-L1 抑制剂同步经验尚少，需谨慎。

新辅助治疗后手术的患者，或术后无须化疗的患者，放疗尽量在术后 8 周内开始；术后需接受辅助化疗的患者，放疗尽量在末次化疗后 42 天内开始。

2. 靶区和剂量　乳腺癌术后辅助放疗的靶区设置和剂量见表 5-1。

表 5-1　辅助放疗的靶区设置和剂量

靶区名称	预防靶区	中危区	高危区
定义	具有复发风险、需接受照射的区域	保乳术瘤床；穿刺证实的转移淋巴结，化疗后消失；无穿刺证实的高度可疑淋巴结；其他医师考虑复发风险高于预防靶区的区域	大体残存病灶，切缘阳性区，其他医师考虑有高风险的区域
范围	全胸壁\乳腺、淋巴结引流区(锁骨上下区、± 腋窝 I～II 组、± 内乳区)	瘤床、化疗前转移灶侵犯的范围、影像学高度可疑淋巴结	影像学可见残存病灶，阳性切缘位置
放疗剂量	45-50Gy/25f、40Gy/15f、43.5Gy/15f、42.5Gy/16f	预防剂量 +10～16Gy	预防剂量 + ≥16Gy

（1）预防靶区：多数情况下，预防靶区需包括患侧胸壁，患侧锁骨上下区域淋巴结引流区，± 未彻底清扫的高风险腋窝区，± 患侧内乳淋巴结引流区。少数情况下，如pT3N0且无其他危险因素，若淋巴结引流区照射（RNI）带来的获益极小，可考虑仅照射胸壁。

（2）加量照射：根据穿刺病理、影像学、术后大病理提示可能存在大体或亚临床灶残留的区域，需进行加量照射。

（3）计划靶区：实施中心根据各自的摆位误差情况，适当外放一定的边界作为处方剂量的给量区。

（4）放疗剂量：预防靶区 45~50Gy/25f，每天一次，或等效的中等分割模式（42.5Gy/16f、40Gy/15f、43.5Gy/15f）。加量区额外给予 10~16Gy，中风险区达到等效剂量总共 60Gy；大体病灶残留区或高风险区，达到等效剂量 ≥ 66Gy。推荐采取常规分割或中等分割序贯补量；在正常组织毒性允许的条件下，结合本单位的经验和条件，可考虑采取同步补量的模式（图 5-1）。

（5）危及器官：需勾画并评估是否需限制放疗剂量的器官包括同侧臂丛神经、肩关节、双侧甲状腺、双肺、对侧乳腺、心脏、冠状动脉、脊髓、食管；其他邻近靶区脏器也需要进行剂量限制或评估，如靶区附近的胃肠道、肝脏（表 5-2）。

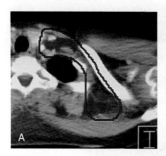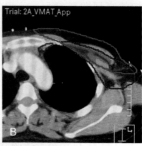

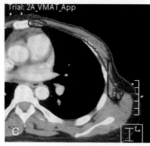

图 5-1　全乳切除术后靶区设置

A. 锁骨上淋巴结引流区预防靶区和转移淋巴结加量照射区勾画示意图。蓝色：锁骨上淋巴结引流区预防靶区(CTVsc)；红色：锁骨上转移淋巴结加量区(CTVboost_sc)。B. 锁骨下淋巴结引流区 + 腋窝预防靶区、内乳预防靶区和胸壁预防靶区勾画示意图。蓝色：锁骨下 + 腋窝预防靶区(CTVic+ax)；紫色：内乳预防靶区(CTVim)；粉色：胸壁预防靶区(CTVcw)；红色：锁骨下转移淋巴结加量区(CTVboost_ic)。C. 锁骨下 + 腋窝预防靶区及内乳预防靶区勾画示意图。蓝色：锁骨下 + 腋窝预防靶区(CTVic+ax)；紫色：内乳预防靶区(CTVim)；红色：锁骨下转移淋巴结加量区(CTVboost_ic)。

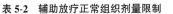

表 5-2 辅助放疗正常组织剂量限制

正常组织	中等分割 40~43.5Gy/15f			常规分割 50Gy/25f		
	剂量学指标	目标限值	可接受偏倚	剂量学指标	目标限值	可接受偏倚
心脏(左侧乳腺癌)	平均剂量	<8Gy	<10Gy	平均剂量	<8Gy	<12Gy
	V5	<40%	<45%	V5	<40%	<50%
心脏(右侧乳腺癌)	平均剂量	<5Gy	<6Gy	平均剂量	<5Gy	<8Gy
	V5	<30%	<35%	V5	<30%	<40%
冠状动脉左前降支（LAD）	平均剂量	<25Gy	<30Gy	平均剂量	<25Gy	<35Gy
右冠状动脉（RA）	平均剂量	<25Gy	<30Gy	平均剂量	<25Gy	<35Gy
患侧肺	平均剂量	<15Gy	<16Gy	平均剂量	<15Gy	<16Gy
	V20Gy	<30%	<32%	V20Gy	<30%	<35%
	V5Gy	<50%	<55%	V5Gy	<50%	<55%
健侧肺	V5Gy	<20%	<25%	V5Gy	<20%	<25%
健侧乳腺	平均剂量	<5Gy	<8Gy	平均剂量	<5Gy	<8Gy

续表

正常组织	中等分割 40~43.5Gy/15f			常规分割 50Gy/25f		
	剂量学指标	目标限值	可接受偏倚	剂量学指标	目标限值	可接受偏倚
脊髓计划危及器官体积(PRV)	最大剂量	<30Gy	<32Gy	最大剂量	<40Gy	<45Gy
患侧臂丛/食管	最大剂量	<48Gy	<50Gy	最大剂量	<55Gy	<58Gy
患侧肩关节	V30Gy	<20%	<25%	V30Gy	<20%	<25%
甲状腺	平均剂量	<28Gy	<32Gy	平均剂量	<30Gy	<35Gy
肝/胃	V5Gy	<20%	<30%	V5Gy	<20%	<30%

3. 放疗相关技术　根据各中心的条件,可采用二维治疗(X线混合电子线照射)、三维适形放射治疗(three-dimen-sional conformal radiotherapy,3D-CRT)、调强放疗[调强适形放射治疗(intensity-modulated radiation therapy,IMRT)、容积弧形调强放射治疗(volumetric intensity modulated arc therapy,VMAT)]。在有条件的情况下,推荐采取CT模拟定位,制作放疗计划估算剂量分布。由于胸壁较薄,部分皮肤及皮下靶区位于射线建成区,可在1/3~2/3的治疗次数中铺垫组织补偿物,保证剂量。

4. 位置验证 推荐在传统体表线+激光摆位的基础上,联合电子射野影像(electronic portal imaging device,EPID)、CT进行治疗前摆位确认,以提高照射的准确性,减少计划靶区的外放边界(图5-2、图5-3)。

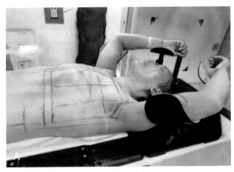

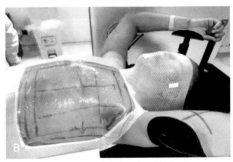

图5-2 全乳切除术后辅助调强放疗摆位

A.患者卧于一体架上,双上肢舒适放置并固定位置,体表标记线+绿色激光线摆位;B.颈胸腹一体膜固定体位,照射区开窗表面覆盖5mm厚组织补偿物。

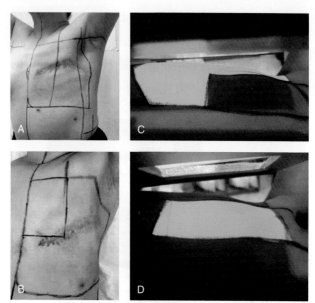

图 5-3 全乳切除术后二维模式下电子线放疗的
体表靶区线和治疗光野

A. 无内乳区域照射；B. 有内乳区域照射；C. 胸壁野光野图；D. 内乳野光野图，可见上界、外界及下界分别与锁骨上野下界、胸壁野内界及上界衔接。

第二节　乳腺癌保乳术后辅助放疗

保乳术后放疗可降低任意首次复发风险约 50%，每降低第 10 年时 4 例复发，可挽救 15 年时 1 例死亡。

一、适应证和禁忌证

实施理念：对于局部复发风险中度或高度的患者，放疗可降低的绝对复发率可观，预计可改善乳腺癌相关生存。或 LRR 风险虽然较低，但放疗可降低因局部复发而接受全乳切除术的风险，保存美容效果和保证生活质量。同时急性、慢性毒性可接受，代价不抵消放疗的获益。

1. 适应证　浸润性癌、导管内原位癌（任何 T，任何 N）达到 R0 切除术后理论上均需接受辅助放疗；小叶原位癌术后无须放疗。

≥N2 或新辅助化疗后 ypN+ 者需接受 RNI；N1 或新辅助化疗后 ypN0 的患者，需结合临床、病理因素综合权衡，具有危险因素的患者推荐 RNI；T2~4N0 患者，若具备多个危险因素，也可考虑个体化 RNI。危险因素包括：年龄<45 岁、T2 分期、腋窝淋巴结清扫数目<10 个且转移比例>20%、阳性淋巴结>1 枚、激素受体（HR）阴性、HER2 过表达但未接受靶向治疗、组织学分级高（G3）、淋巴脉管受侵（LVI+）、淋巴结被膜外侵犯（ENI+）、肿瘤位于中央或内象限以及未经过规范全身治疗等。

T1~2 期、前哨淋巴结活检 1~2 枚阳性且未清扫腋窝的患者，若预估非前哨淋巴结转移风险 ≥20%，需照射未彻底清扫的高风险腋窝区。

保乳术后瘤床补量可进一步降低局部复发，对于复发风险极低的患者才可权衡利弊后省略瘤床补量,可参考部分乳腺照射的适合人群和豁免放疗的适应证。

2. 部分乳腺照射　保乳术后乳腺内复发 70%~90% 在原瘤床附近,对于低复发风险患者,仅照射复发可能性最大的瘤床附近,避免其他乳腺组织照射,可达到肿瘤控制满意、降低毒性、减轻负担、节约资源的目的。若在临床研究外开展部分乳腺照射(partial breast irradiation, PBI),需慎重选择合适的低风险患者:①年龄 ≥ 50 岁;②浸润性癌最大径 ≤ 3cm,阴性切缘 ≥ 2mm;③单纯低中级别 DCIS、筛查发现、肿瘤最大径 ≤ 2.5cm、阴性切缘 ≥ 3mm;④无淋巴结转移;⑤单中心病灶;⑥无 LVI;⑦无广泛导管内癌成分;⑧未接受新辅助化疗;⑨激素受体 HR+;⑩排除浸润性小叶癌(非必需条件)。

3. 豁免放疗　理论上保乳术后放疗降低 LRR 的获益在各个年龄段均存在,保乳术后患者均可考虑辅助放疗。但对于有多种基础疾病、抗拒放疗的患者,在充分沟通,明了弊端(告知若不行放疗可能增加 IBTR 风险)的基础上可酌情省略放疗,并要求患者规范、足量完成内分泌治疗:①年龄 ≥ 65 岁;② HR+;③无区域淋巴结转移;④切缘阴性;⑤原发灶 ≤ 2cm,或原发灶 ≤ 3cm 且不能同时存在 G3 和 LVI;⑥术后接受规范足疗程的内分泌治疗。对于导管内癌患者,由于放疗显著降低 IBTR,豁免放疗的决策需更加严格和谨慎。

4. 禁忌证　术后伤口未愈合,局部感染未控制,或瘤床血清肿尚未稳定体积变化明显者,暂不给予放疗,此外绝对禁忌证很少见。

二、注意事项

1. 时序和时效　新辅助治疗后手术的患者,或术后无须化疗的患者,放疗尽量在术后 8 周内开始,低复发风险、导管内癌的患者可放宽到术后 12 周内;术后需接受辅助化疗的患者,放疗尽量在末次化疗后 42 天内开始。

2. 靶区和剂量

(1)瘤床区:原肿瘤所在位置,包括术中金标范围、影像学手术改变、血清肿;瘢痕仅作为参考。

(2)预防靶区:患侧全乳;在需要 RNI 时,包括患侧锁骨上下区域淋巴结引流区, ± 未彻底清扫的高风险腋窝区, ± 患侧内乳淋巴结引流区。PBI 的预防靶区为瘤床区直接外扩 1.5~2cm。

(3)加量照射区:根据穿刺病理、影像学、术后大病理所提示可能存在大体或亚临床灶残留的区域,需进行加量照射(见表 5-1)。

(4)计划靶区:实施中心根据各自的摆位误差情况,适当外放一定的边界作为处方剂量的给量区。

(5)放疗剂量:预防靶区 45~50Gy/25f, 每天一次, 或等效的中等分割模式(42.5Gy/16f、40Gy/15f、

43.5Gy/15f)。瘤床和加量区额外给予的 10~16Gy，中风险区达到等效剂量总共 60Gy；大体病灶残留区、切缘阳性区、其他高风险区，达到等效剂量 ≥ 66Gy。推荐采取常规分割或中等分割序贯补量，在正常组织毒性允许的条件下，结合本单位的经验和条件，可考虑采取同步补量的模式。

(6) PBI 外照射剂量：30Gy/5f/6Gy 每次，隔天 1次；40Gy/15f/2.67Gy 每次，每天 1 次；26Gy/5f/5.2Gy，每天 1 次；暂不推荐 38.5Gy/10f/3.85Gy 每次，每天 2次的方式。

(7) 危及器官：参考《乳腺癌全乳切除术后辅助放疗》；此外，PBI 者，患侧瘤床外乳腺为 OAR，需限制接受处方剂量的体积，全乳 + 瘤床补量者，非瘤床乳腺需限制接受补量剂量的体积。

3. 放疗相关技术　根据各中心的条件，可采用 3D-CRT、IMRT、VMAT。推荐采取 CT 模拟定位，制作放疗计划估算剂量分布和危及器官受量。

左侧乳腺癌采取呼吸控制的技术（深吸气屏气），可减少心肺等正常组织的受量。

4. 位置验证　推荐在传统体表线 + 激光摆位的基础上，联合 EPID、CT 进行治疗前摆位确认；光学体表配准辅助摆位可进一步减少误差（图 5-4）。

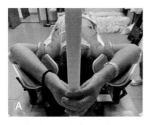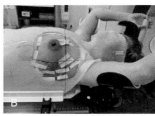

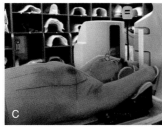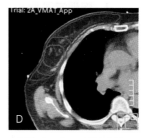

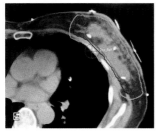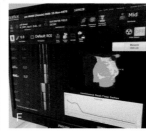

图 5-4 保乳术后辅助放疗患者的摆位及靶区图

A. 乳腺托架定位;B. 颈胸一体架定位,扣热塑体膜,患侧乳腺开窗,铅丝标记全乳腺及手术瘢痕;C. 保乳术后光学体表辅助下的放疗摆位示意图;D. 保乳术后全乳放疗靶区,棕色:瘤床区;蓝色:全乳预防靶区 CTV;粉色:瘤床加量区 CTVboost,为瘤床区外扩 1cm 所得;E. 部分乳腺照射靶区,棕色:瘤床区;蓝色:PBI 预防靶区 CTV,为瘤床区外扩 1.5cm 所得;绿色:计划靶区,为 CTV 外扩 6mm 所得。F. 光学体表辅助下的摆位与定位时体表轮廓配准比较(限制 6 维度方向误差在 3mm 范围内)。

第三节 乳腺癌局部区域复发后放疗

一、未接受过前程放疗

1. 胸壁或乳腺局部复发 应先手术切除大体病灶达 R0，保乳术后乳腺局部复发的患者可行全乳切除术，术后行胸壁 + 淋巴结引流区照射；或再次行保乳术，术后行全乳 ± 淋巴结引流区照射。胸壁复发的患者行复发灶切除术后，给予胸壁 + 淋巴结引流区照射。手术切除困难者，可先辅以全身系统治疗后再尝试手术切除。

2. 淋巴结引流区复发 淋巴结引流区复发包括腋窝、锁骨上下区、内乳区、胸肌间淋巴结（Rotter 淋巴结）复发。腋窝复发者，若未曾实施过腋窝清扫，则行腋窝淋巴结清扫，若已经接受淋巴结清扫，则行淋巴结切除术。术后行胸壁（全乳切除术后）+ 淋巴结引流区照射。其他区域的淋巴结复发，手术处理困难者，行系统治疗联合放疗。

预防靶区常规分割 45~50Gy 或等效其他分割剂量，中危区 60Gy 或等效剂量，高危区或大体残存区 ≥66Gy 或等效剂量。

二、接受过前程放疗

胸壁、乳腺或腋窝复发后依旧先考虑系统治疗联合手术切除病灶,尽量达 R0。若处于无法手术切除的位置,则采用系统治疗联合放疗。根据前程放疗的部位、范围、剂量,放疗和复发的间隔时间,前程放疗毒性,恢复情况,本次需放疗的范围,患者生存时间,合并症,患者个人倾向等,综合考虑放疗策略。未放疗过的区域可相对安全地接受照射,但需与前程计划融合估算两次放疗野衔接处的累加剂量;前程已照射的范围,是否再程放疗需综合权衡,目前暂无高级别证据推荐,在确保正常组织不出现严重并发症的情况下谨慎实施。

第四节　特殊情况下的乳腺癌放疗

一、重建术和辅助放疗

乳腺癌手术后的重建术不影响放疗效果,但对放疗技术的要求较高。患者的放疗适应证、靶区范围均同无重建者,需注意重建术导致原靶区位置的改变,仍需包全原靶区。

重建术后接受放疗者较未放疗者,并发症发生率、手术失败率显著升高,远期美容效果变差。总体来说,对即刻重建的患者实施放疗是安全、可行的。自体重建耐受放疗较好,能达到不错的美容和满意度;假体相比自体,远期并发症更高,可能出现包膜挛缩、假体破裂等严重并发症,导致重建失败,但假体若重建失败,还有机会再接受自体重建。双期重建者,放疗在哪期给予尚无定论。目前提倡在不影响肿瘤控制、不耽误抗肿瘤治疗的情况下,延长放疗和最终假体植入术的时间间隔,若双期手术在放疗后实施,则尽可能与放疗间隔>6个月。

重建术后的放疗分割模式,推荐 1.8~2Gy 单次的常规分割,中等分割模式在重建术后已有应用,暂未显示较常规分割更多的并发症,但尚无 I 类证据,暂不作为第一选择,可同患者共同探讨或参与临床研究。

二、局部晚期乳腺癌放疗

初始不可手术切除的局部晚期乳腺癌,先接受新辅助化疗,而后手术;若新辅助化疗疗效欠佳,评估后仍无法手术切除,给予术前放疗 45~50Gy,于放疗后 4~6 周手术。若术前放疗末评估考虑 4~6 周后依旧无法手术,则改为单纯姑息放疗,尽量对残留病灶追加剂量 10~25Gy。

三、IV期乳腺癌放疗

1. 初诊IV期乳腺癌 初诊IV期乳腺癌系统治疗后积极的局部治疗可显著降低局部区域复发率,可能会对某些患者(如全身治疗反应好、转移病变局限、转移部位预后好、肿瘤生物学行为偏惰性等)存在生存获益。局部区域治疗首选手术,术后放疗推荐用于保乳术后或全乳切除后有绝对放疗指征的患者。无法手术或拒绝手术者,原发肿瘤破溃、出血时,可以采用姑息放疗。

2. 寡转移性乳腺癌　寡转移状态有潜在的可治愈性,在全身治疗的基础上,加强局部治疗有可能会提高患者的无瘤生存率和总生存率。局部治疗的主要目的是改善症状、延长生存。目前,局部治疗的具体价值尚未被完全明确。因此,在临床实践中,应根据个体化治疗原则进行操作,或由多学科团队共同制订治疗方案。剂量分割取决于周围 OAR 对放疗的耐受性,尚无最佳剂量分割推荐,原则上,在满足正常组织限量要求的前提下,尽量提高生物等效剂量。

第六章
特殊类型乳腺癌的
临床诊疗

第一节　乳腺原位癌

乳腺原位癌包括乳腺导管原位癌(DCIS)和乳腺小叶原位癌(LCIS),前者是局限于其发病导管的非浸润性乳腺癌,后者是细胞的瘤性增生(浸润性乳腺癌的危险因素)。乳腺原位癌是非浸润性乳腺癌,局限于其发病乳腺导管或小叶,未穿透基底膜。

一、乳腺导管原位癌

1. 定义　DCIS 又称导管内癌,为非浸润性癌,多数发生于终末导管小叶单位(TDLU),也可发生于大导管,是局限于乳腺导管内的原位癌。DCIS 是一组临床表现、组织学表现和生物学潜能各异的异质性病变。

2. 病理、分型、分级　DCIS 的特征是疑似恶性的上皮细胞在乳腺导管系统内增生,常规光镜检查未见其侵犯周围间质。

(1)按组织学特征分型

a. 粉刺型:特征是受累区域的中央有明显坏死。筛状型的特征是形成背靠背腺体结构,其间无间质。

b. 微乳头型:特征为细胞形成小群,其排列方向与受累空间基底膜垂直,伸入管腔内。

c. 乳头型:表现为肿瘤细胞伸入管腔内,与微乳头型相比,该型具有纤维血管核心,因此是真正的乳头。

d. 实体型:定义不如其他亚型明确,其特征为受累空间充满了肿瘤细胞并因此而扩张,肿瘤无显著坏死、窗孔及乳头状结构。

(2)以核分级为基础,兼顾坏死、核分裂象及组织结构的分级模式

a. 高级别 DCIS:往往由较大的多形性细胞构成,核仁明显、核分裂象常见。管腔内常出现伴有大量坏死碎屑的粉刺样坏死,但腔内坏死不是诊断高级别 DCIS 的必要条件。

b. 低级别 DCIS:由小的单形性细胞组成,细胞核圆形,大小一致,染色质均匀,核仁不明显,核分裂象少见。肿瘤细胞排列成僵直搭桥状、微乳头状、筛状或实体状。

c. 中级别 DCIS:结构表现多样,细胞异型性介于高级别和低级别 DCIS 之间。

3. 影像学表现

(1)钼靶:钼靶摄影可见 90% 的 DCIS 女性有可疑微小钙化;所有存在乳腺内钙化的乳腺癌有 80% 为 DCIS。不常见的 DCIS 表现包括包块或其他软组织改变。典型的 DCIS 多表现为不伴肿块的簇状微小钙化灶,恶性钙化还可表现为细小点样、线状、分支状钙化等。高级别病变往往为连续性,但一半以上的低至中级别病变为多灶性,瘤灶间距最长达 1cm。肿块、不对称、结构扭曲以及大范围的密集钙化等特征,通常预示着术中可能发现的病灶为浸润性癌。

(2)MRI：目前不需要常规使用 MRI 来评估新诊断的 DCIS。典型 MRI 表现为沿导管分布的导管样或段样成簇小环状强化，也可表现为局灶性、区域性或弥漫性强化，孤立性或多发性肿块。

(3)超声：对于超声可见的肿块，常边界不清，内部呈低回声，肿块内多具有弥漫、成堆或簇状分布的针尖样、颗粒状钙化，肿块内血流多较丰富。

4. 诊断与 TNM 分期

(1)诊断方式：DCIS 依靠乳腺活检确诊，例如立体定向空针芯穿刺活检或切除活检，指征通常是钼靶摄影筛查发现的可疑钙化。针芯穿刺活检后，组织学表现为 ADH 的病变有 10%~25% 会在手术切除时升级为 DCIS 或浸润性癌，而判定为 DCIS 的病变有 10%~20% 会升级为浸润性癌，故应常规手术切除针芯穿刺活检结果为 ADH 或 DCIS 的病变。DCIS 的病理学诊断，应完整取材、规范取材。

(2)TNM 分期：根据 AJCC 和 UICC 制定并更新的 TNM 分期系统，DCIS 属于 Tis、0 期，因为局限于乳腺导管内（TisN0M0）。

5. 治疗 DCIS 的主要治疗目标是预防其进展为浸润性乳腺癌。治疗管理策略包括手术（乳腺切除术或乳房肿瘤切除术）、放疗和辅助内分泌治疗，目的是降低复发风险。

(1)手术：①保乳术 + 全乳放疗（whole-breast radiation therapy，WBRT）± 推量放疗（1 类）；②乳房单纯切除

术+SLNB（2A类）。目前大部分研究结果显示，手术方式的选择不影响疾病相关的总生存率；因此，必须考虑患者对局部复发风险增加可能性的接受程度。

a. 乳房单纯切除术：对于有广泛疾病证据（即病变累及两个或多个象限）的 DCIS 患者可能需要行乳房单纯切除术。乳房单纯切除术永久性地改变了腋窝淋巴引流方式，将来 SLNB 在技术上不可行。因此，对于打算行乳房单纯切除术的 DCIS 患者，或者可能会破坏腋窝淋巴引流方式（如乳腺腋尾部）的局部切除术，手术时应积极考虑行 SLNB。除非病理检查（活检或 SLNB）提示患者存在腋窝淋巴结转移性可能，否则不推荐 ALND。

b. 保乳术：保乳治疗包括乳房肿瘤切除术以移除肿瘤并获得阴性手术切缘，其后行 WBRT 以清除任何残留的镜下病变。①关于切缘。《美国国立综合癌症网络临床实践指南：乳腺癌》认为，接受 BCS 和 WBRT 的单纯 DCIS 患者，其切缘至少为 2mm，与接受 WBRT 患者阴性切缘宽度较窄相比，IBTR 的风险降低；但切缘在>2mm 至 5mm 之间或>5mm 时，与 2mm 相比，IBTR 风险方面差异无统计学意义。建议使用手术夹标定活检区域，一是由于 DCIS 可能呈临床隐匿性，如术后病理提示切缘阳性，需进一步手术；二是便于术后推量放疗。在 DCIS 混杂浸润性癌情况下，"肿瘤无墨迹"可作为切缘充分的定义，用于这种混合肿瘤中同时存在浸润性和非浸润性成分的情况。②关于钼靶评估。应行切除标本的钼靶检查,以确保在已切除组织中检出所有 DCIS。如标本中无明显的肿块和/或微钙化,应酌情考虑行切除后乳房钼靶检查。

(2)放疗:多项关于单纯 DCIS 的前瞻性随机试验表明,保乳术加 WBRT 可降低乳房内疾病复发率,或提高无远处转移生存率;但并不能提高总生存率、乳腺癌特异性死亡率和累积全因死亡率。个别研究显示,高危 DCIS 患者(如核分级更高、年龄更小以及肿瘤体积更大)采用 WBRT 显示生存期获得了轻度但有统计学意义的改善。对于仅接受保乳术(无放疗)的 DCIS 患者,无论切缘宽度如何,IBTR 的风险均显著高于切除术后行全乳放疗的患者(即使是先前判定为低危组的 DCIS 患者)。对于各年龄段的 DCIS 患者,推量放疗有助于降低局部复发率,更年轻患者接受推量放疗的绝对获益最大。NCCN 专家组推荐根据患者意愿和其他因素(如寿命)采用个体化方法。

(3)内分泌治疗:《美国国立综合癌症网络临床实践指南:乳腺癌》认为,对于接受了保乳术的 ER 阳性 DCIS 女性患者,可考虑使用他莫昔芬(针对绝经前和绝经后女性)或芳香化酶抑制剂(仅针对绝经后女性,尤其是 60 岁以下或担心血管栓塞的患者)进行内分泌治疗,作为降低同侧及对侧乳腺癌复发风险的策略(对于保乳术后放疗的患者为 1 类;对于接受单纯切除术的患者者为 2A 类)。内分泌治疗对 ER 阴性 DCIS 的益处尚不清楚。

(4)化疗与靶向治疗:目前未见关于 DCIS 患者进行化疗的大规模临床试验报道,因此无证据表明化疗对于 DCIS 患者的临床管理有明确作用。对于 HER2 阳性的 DCIS 患者,目前各指南均未推荐辅助抗 HER2 靶向治疗。

二、乳腺小叶原位癌

1. 病理分期 LCIS 是起源于乳腺小叶和终末导管的非浸润性病变。可根据组织学特征将其进一步分为经典型和多形性。这种差别会影响治疗,因此有重要意义。

(1)经典型 LCIS:特点是小细胞实性增生,其细胞核较小、形态均一、呈圆形或卵圆形,细胞边界清晰度不一。细胞学检查常见此类细胞黏附性差。细胞质清亮或轻度嗜酸性;偶尔含空泡,空泡可能大到足以使细胞呈印戒细胞的形态。经典型 LCIS 细胞通常为 ER 阳性,少数存在 HER2 过表达,增生速度极慢。经典型 LCIS 有时与低级别 DCIS 相似,可采用 E-钙黏蛋白及 P120 免疫组织化学染色来鉴别。

(2)多形性 LCIS:由细胞核明显呈多形性的较大细胞组成,但其他特征与经典型 LCIS 相同(细胞黏附性差和细胞质内空泡)。多形性 LCIS 通常存在粉刺样中央坏死和钙化,这在非多形性 LCIS 中很少见。细胞核特征、坏死和钙化可能会使多形性 LCIS 与 DCIS 难以鉴别,因此识别出多形性小叶表型有重要意义。此外,多形性 LCIS 可伴浸润性多形性小叶癌,后者的浸润性肿瘤细胞与 LCIS 细胞具有相同的形态学表现。

(3)非典型性小叶增生:ALH 和 LCIS 在形态学上具有相似之处,但累犯 TDLU 的程度不同。当 TDLU 单位中 ≥50% 的腺泡被诊断性细胞所充满并扩张时可诊断为 LCIS,小于 50% 时则诊断为 ALH。

2. 诊断 LCIS 可无任何临床症状,亦可没有乳房肿块、乳头溢液、乳头肿胀及皮肤改变等体征,有时仅有类似增生样改变。依据中国女性乳腺特点,应完善乳腺钼靶、乳腺超声检查,必要时可行乳腺 MRI 检查;拟行保乳术患者,术前必须行乳腺钼靶检查。在乳腺钼靶发现有钙化、肿块、结构紊乱后,其通过粗针穿刺活检(包括空芯针穿刺活检及真空辅助乳腺活检)或开放活检均可被诊断。《中国抗癌协会乳腺癌诊治指南与规范(2019 年版)》认为,若穿刺活检提示为经典型 LCIS,则可以进行常规影像学随访而不行开放活检;若穿刺活检提示为多形性 LCIS 或穿刺活检结果与影像学检查不符,需行开放活检以除外 DCIS 及浸润性癌。LCIS 亦可在因其他乳房病变进行手术活检时被发现。

3. 治疗

(1)手术治疗:空芯针穿刺活检发现 ALH 和非典型性 LCIS 后需行病灶切除活检是目前多数研究结果的共识,其主要目的是最大限度地降低 DCIS 和浸润性癌的共存风险。多形性 LCIS 可能有与 DCIS 相似的生物学行为,临床医师可以考虑病灶完整切除及切缘阴性,但这可能导致全乳切除率高而无临床获益的结局。LCIS 与浸润性导管癌或 DCIS 并存并非保乳的禁忌证。

(2)非手术治疗:LCIS 患者病灶切除后,如果没有合并其他癌变,可以考虑随访观察。此外,放疗是不被推荐的,也没有数据支持对多形性 LCIS 进行放疗。

(3)药物预防性治疗:针对 35 岁以上、有发生乳腺癌高风险(包括既往手术证实为乳腺 ALH、导管不典型增生、LCIS 及 DCIS)的女性,都可以考虑使用以下 4 种药物:

a. 他莫昔芬(20mg/d,口服 5 年):是绝经前后妇女降低浸润性、ER 阳性乳腺癌风险的选择。结合 ER 检测给予他莫昔芬,是目前预防 ER 阳性乳腺癌的有效选择。对于预判风险较低的患者,他莫昔芬(5mg/d,口服 3 年)也是可选的。

b. 雷洛昔芬(60mg/d,口服 5 年):是降低浸润性、ER 阳性乳腺癌风险的选择。同样需结合 ER 检测,但仅适用于绝经后妇女。

c. 依西美坦(25mg/d,口服 5 年)或来曲唑(1mg/d,口服 5 年)或阿那曲唑(1mg/d,口服 5 年):是绝经后妇女降低浸润性、ER 阳性乳腺癌风险的另一种选择。依西美坦和阿那曲唑均为芳香化酶抑制剂,是一类可降低绝经后妇女雌激素水平的药物,ER 阳性乳腺癌患者术后使用可降低乳腺癌复发风险。

(4)预防性双侧乳腺切除术:LCIS女性患者曾需接受预防性双侧乳腺切除术。UpToDate临床顾问认为,LCIS患者发展为浸润性乳腺癌的风险为中等水平,因此在没有其他乳腺癌危险因素(如绝经前乳腺癌家族史、BRCA基因突变等)的情况下进行预防性双侧乳腺切除术过于激进。虽然LCIS女性发生浸润性乳腺癌的风险显著高于普通人群,但多数不会进展为浸润性乳腺癌。进行预防性双侧乳腺切除术的决定必须高度个体化,并经过伦理委员会批准。

第二节 隐匿性乳腺癌

一、定义

随着影像学技术的不断发展,隐匿性乳腺癌(occult breast cancer,OBC)的定义先后经过了前影像阶段、常规影像阶段、先进影像阶段和真正隐匿阶段4个时期的变迁。

目前多数学者认为,隐匿性乳腺癌是指以腋窝淋巴结或锁骨上淋巴结转移为首发症状,而乳腺影像学(包括乳腺超声、乳腺X线、MRI等)及病理学检查均没有发现原发灶的一类乳腺癌。

二、临床特点

1. 人群特点 OBC的中位发病年龄为60岁,

OBC 的 5 年生存率为 79.8%,10 年生存率为 66.8%。

2. 首发症状　因为 OBC 病灶比较隐匿,乳腺检查时很难发现原发病变,临床表现缺乏特异性,常以无痛性腋窝淋巴结肿大为首发症状,但也有少数患者会因颈部转移灶来就诊。

3. 局部症状　当淋巴结转移侵犯神经时会出现局部疼痛或放射痛,少数患者会出现胃肠道转移后的腹痛、腹胀、纳差、消化道出血等症状。也有以四肢远端不适、刺痛、灼痛感、肌无力等副肿瘤性神经系统综合征为首发症状的报道。

三、病理学取材方法

对于 OBC 患者来说,腋窝阳性淋巴结取材进行病理检测尤为重要。

目前腋窝淋巴结取材行病理检测的主要方法有:①细针穿刺细胞学检查;②空芯针穿刺活检;③淋巴结切除活组织检查。

空芯针穿刺活检具有操作简易、损伤小、风险低,可以对组织进行免疫组织化学检查和病理学分型等优点,目前是临床明确诊断最常用的方法。

四、诊断流程

隐匿性乳腺癌的诊断流程见图 6-1。

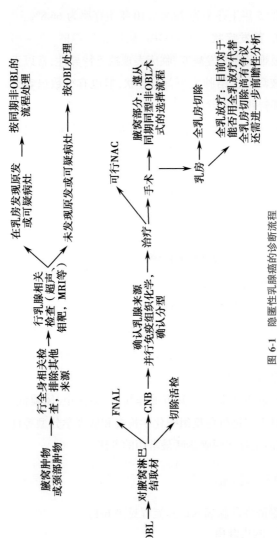

图 6-1 隐匿性乳腺癌的诊断流程

OBL. occult breast cancer, 隐匿性乳腺癌；FNAL. fine needle aspiration cytology，细针抽吸细胞学检查；NAC. neoadjuvant chemotherapy, 新辅助化疗；CNB. 空芯针穿刺活检。

五、鉴别诊断

发生腋窝淋巴结转移的恶性肿瘤中,最常见的是乳腺癌,其次是副乳腺癌、血液系统恶性肿瘤和恶性淋巴瘤,也有极少数患者是因肺癌、胃肠道恶性肿瘤、恶性黑色素瘤和甲状腺癌转移所致。当临床上发现腋窝高度可疑恶性淋巴结而难以确定其来源时,要进一步对患者进行细致检查,排除肺部、胃肠道、甲状腺、淋巴系统、血液系统等转移来源。

六、治疗

OBC 的治疗原则与浸润性乳腺癌基本相同,需要根据患者的具体情况制订合理的治疗方案,既要重视外科手术、放疗等局部治疗手段,又不可忽视化疗、内分泌治疗、靶向治疗及免疫治疗等全身治疗,要做到"个体化、全程化、全方位、全周期管理"的理念。

1. 新辅助化疗 新辅助化疗对 OBC 患者尤其是 HER2 阳性和三阴性乳腺癌患者,具有一定的临床指导意义,不仅可以降低肿瘤活性、缩小阳性淋巴结、减少手术创伤、降低手术难度、消灭微小转移灶,还可以通过评估新辅助疗效指导后续强化治疗,进一步提高生存率。

2. 术式选择

(1)腋窝淋巴结的处理:对于 OBC 患者,腋窝淋巴结的处理遵从于同型同期非 OBC 术式的选择流程即可。

(2)乳房的处理:目前对于乳房部分的处理尚有争议,能否用全乳放疗代替全乳切除术还需要进一步的前瞻性研究。一项荟萃分析比较了 94 例腋窝淋巴结清扫 + 放疗和 112 例腋窝淋巴结清扫 + 全乳房切除 ± 放疗,发现二者在局部区域复发率(12.7% vs. 9.8%)、远处转移率(7.2% vs. 12.7%)和死亡率(9.5% vs. 17.9%)方面差异无统计学意义(P=0.78、0.16 vs. 0.65)。

3. 放疗 OBC 诊断较为严格,不但需要病理证实来源于乳腺,还需要查体和多项影像学检查(乳腺钼靶、B 超,特别是 MRI)均未发现乳腺内病灶。目前认为全乳切除术和保乳术的疗效无差别,临床上越来越多采用保乳术。术后放疗指征、照射范围和剂量参考相同分期的非 OBC。保乳术后全乳放疗后,不需要瘤床补量。

七、预后

有学者认为 OBC 分期绝大多数为 TxN1~3M0,Ⅱ~Ⅲ期,在同时期、同地区的 OBC 患者要比腋窝淋巴结转移阳性的同时期非 OBC 患者预后要好。OBC 的预后影响因素和非 OBC 基本一致,腋窝淋巴结受累数目和 ER、PR、HER2 是比较重要的影响因子。在 OBC 患者中,阳性腋窝淋巴结超过 4 枚或者分子类型为三阴性乳腺癌的患者预后总体较差。

第三节 妊娠期与哺乳期乳腺癌

既往文献将妊娠期乳腺癌（breast cancer in pregnancy，BCP）和哺乳期乳腺癌（postpartum breast cancer，PBC）统称为妊娠相关乳腺癌（pregnancy-associated breast cancer，PABC）。BCP 即为妊娠期确诊的乳腺癌，诊疗需兼顾母亲疗效和胎儿安全。PBC 的定义在不同文献中略有不同，大多数文献中认为 PBC 是指产后一年内确诊的乳腺癌。

一、妊娠期乳腺癌

1. 诊断

（1）超声：应优先选择乳腺超声评估妊娠期女性乳腺及淋巴结状况。目前仍没有超声诊断对胎儿不良影响的报道。

（2）乳腺 X 线：电离辐射对于胎儿的风险取决于暴露时的孕龄和辐射剂量。胎儿受到辐射不良影响的最低阈值为 60~310mGy，乳腺 X 线辐射量远低于最低阈值。但由于妊娠期和哺乳期的激素变化使乳腺腺体密度增高，乳腺 X 线对病灶评价的敏感度可能会降低。

（3）MRI：对于孕妇，MRI 没有特别的禁忌证。钆类造影剂可透过胎盘屏障且具有潜在的致畸作用，因此妊娠期禁用乳腺增强 MRI。

(4) 空芯针穿刺活检：对乳腺影像学检查 BI-RADS4 类、BI-RADS5 类及 BI-RADS3 类伴有危险因素的患者选择 CNB 获得组织病理学诊断已获得广泛共识，妊娠期女性在无禁忌证的情况下可接受 CNB 检查。

2. 治疗

(1) 手术：乳腺癌改良根治术是 BCP 患者的标准手术方式。无论 BCP 患者选择改良根治术或保乳术，其无病生存率和总生存期没有差异。BCP 患者最安全的手术时间是怀孕中期；在妊娠晚期，手术可能诱发胎儿早产，如在妊娠晚期手术，术中可采取 15° 左侧倾斜位，以减少下腔静脉受压，从而改善回心血量和心输出量。如术前行新辅助治疗，在妊娠中期开始化疗、妊娠晚期结束化疗的 BCP 患者，可在胎儿成熟后计划分娩，然后在产后进行手术，从而将中性粒细胞减少的风险降至最低。对于乳腺切除术后的患者，使用扩张器进行乳房重建比基于自体皮瓣的手术更可行、更安全。

(2) 化疗：原则上推荐在妊娠中晚期进行化疗，妊娠早期接受化疗极易导致早产和胎儿畸形。妊娠中晚期化疗仍可有导致宫内生长受限、妊娠期高血压以及早产的风险。BCP 患者可选择以蒽环类或蒽环/紫杉醇为基础的化疗方案，多柔比星或表柔比星与环磷酰胺的联合应用被视为 BCP 患者的首选方案。BCP 患者不推荐使用剂量密集方案。

(3)放疗:妊娠期禁用放疗。妊娠期放疗可能导致胎儿患癌风险增加、宫内生长受限、智力低下甚至死亡。当辐射剂量>100~200mGy时,胎儿畸形和智力低下的风险增加。虽然妊娠期放疗一般不会到这个剂量,但即使剂量较低,也可能导致儿童癌症或不育。

(4)抗HER2靶向治疗:妊娠中期后使用曲妥珠单抗可导致羊水减少,应推迟至分娩后使用。因此,BCP患者禁用抗HER2靶向治疗。

(5)内分泌治疗:他莫昔芬可导致胎儿畸形(尤其颅面部畸形和两性畸形)、阴道出血和流产,BCP患者在妊娠期禁用他莫昔芬内分泌治疗。

二、哺乳期乳腺癌

1. 诊断 哺乳期女性首选乳腺超声检查,乳腺X线及MRI可作为补充。由于产后哺乳期高血运及泌乳变化引起的改变,MRI图像的准确性可能受到影响。钆类造影剂在应用最初的24小时内只有不足0.04%剂量被排到母乳中,在这个剂量下,婴儿能从肠道吸收的钆剂不足1%,建议给予钆剂后12~24小时后继续哺乳。BI-RADS 4类、BI-RADS 5类及BI-RADS 3类伴有危险因素的患者在无禁忌证的情况下可接受CNB检查,以获得病理组织学诊断。

2. 治疗 除哺乳外,PBC患者可以参照非妊娠期乳腺癌诊治原则。PCB手术治疗原则可参考非妊娠期乳腺癌手术治疗的原则执行。目前认为哺乳期进行乳腺手术无须终止哺乳,可于术前排空乳汁,术后健侧乳房继续哺乳。多柔比星、紫杉醇、铂类、环磷酰胺等均可进入母乳,化疗期间禁止哺乳。放疗可能引发乳汁质量下降、皮肤皲裂、难治性乳腺炎等,因此放疗期间禁止哺乳。

第四节 男性乳腺癌与男性乳房发育

男性乳腺癌发病罕见,在所有乳腺癌患者中少于1%。临床中由于缺乏男性乳腺癌的前瞻性临床随机对照试验,针对男性乳腺癌治疗多参照女性乳腺癌,但男性乳腺与女性乳腺解剖结构和病理特点相差较大,这种方式并不理想。且近年来男性乳腺癌发病率呈上升趋势,其发病年龄更晚,确诊时临床分期更晚,预后更差,因此对于临床中的男性乳腺癌要提高重视。

一、病因和危险因素

男性乳腺癌发病原因复杂,机制尚未明确。目前认为可能与年龄增长有关,男性乳腺癌的发病率随着年龄增长而增加,在 70 岁时达到最高;在美国,黑色人种患男性乳腺癌的风险高于白色人种;除此之外,还可能与体内雌激素水平失衡、既往乳腺疾病、乳腺癌家族史、*BRCA1/2* 及 *PTEN* 等基因异常突变、长期暴露于热和辐射等环境,以及吸烟、饮酒等有关。

二、病理分期

男性乳腺癌的病理类型和女性乳腺癌基本相同，大多数女性乳腺癌的组织学亚型在男性乳腺癌中均有过报道。但临床病理特征不同，男性乳腺癌约90%为浸润性癌，其中80%为浸润性导管癌，其他如浸润性乳头状癌、髓样癌、管状癌、黏液性癌和鳞癌等都有报道，但比例很低。

男性乳腺发育一般有3个高峰时期，第一个高峰是新生儿阶段、第二个高峰是青春期、第三个高峰是中老年。男性乳腺由于缺乏雌、孕激素的作用，只有乳腺导管及其周围纤维组织和脂肪组织，一般不形成乳腺小叶及腺泡，因此以前人们认为只有女性才会发生小叶癌。但 Nance 报告 1 例 80 岁男性患者，病理检测为小叶原位癌及小叶浸润性癌。Goss 分析了 229 例男性乳腺癌患者，发现小叶癌占 2.6%，其发生原因尚不清楚。

三、分子病理学特征

与女性乳腺癌类似，男性乳腺癌也会表达 ER、PR、HER2。在男性乳腺癌病理学分型中，浸润性导管癌占绝大多数，其次是原位导管癌，浸润性小叶癌、髓样癌等罕见。分子分型主要以 Luminal A 型为主，其次是 Luminal B 型，HER2 阳性型、三阴性乳腺癌较少见。男性乳腺癌中 ER、PR 常高表达，ER 阳性率>90%，PR

阳性率>75%,HER2 阳性率较女性低,约占 9%,而有研究发现男性乳腺癌中 AR 阳性率较高,约占 62.5%。

四、临床表现

由于男性乳腺组织不发达,乳腺导管主要集中在乳晕区,男性乳腺癌患者最常见的症状是可触及的乳晕下肿块,多为圆形或半圆形,无疼痛,质地硬,边界不清,多逐渐增大,也可静止多年后迅速增大,多与皮肤粘连或较固定;由于男性乳房小,皮下脂肪少,乳腺导管与乳头之间的距离短,易早期侵及大乳管,而导致乳头变形、回缩凹陷、糜烂,可表现为整个乳头溃疡和乳头固定;少部分患者存在乳头溢液,有疼痛症状,这些症状绝大部分为单侧,双侧少见。

男性乳房皮下脂肪少,与胸壁紧贴,因而肿瘤易侵犯皮肤和胸肌,形成凹陷或溃疡并易与胸肌发生粘连,晚期皮肤可出现卫星结节。男性乳腺癌远处转移与女性乳腺癌相似,主要为骨、肺、肝,有时可在原发灶不大时即发生远处转移。男性乳腺癌诊断时往往临床分期更晚,早期就可出现淋巴结转移,这可能与男性乳腺体积小、淋巴管较短,肿瘤易侵犯胸肌、乳头、皮肤及内乳区淋巴结有关。

五、组织学分期

一项综合了 29 家医院 268 例男性乳腺癌患者的研究中,男性乳腺癌占同期乳腺癌患者 0.34%,中位年龄为 63 岁(14~81 岁),30.97% 患者出现淋巴结转移。TNM 分期以 Ⅱ 期为主(Ⅰ 期 23.13%、Ⅱ 期 39.93%、Ⅲ 期 13.06%、Ⅳ 期 1.87%)。病理类型主要为浸润性导管癌,占比 84.70%,组织学分级以 Ⅱ 级为主(Ⅰ 级 4.10%、Ⅱ 级 58.21%、Ⅲ 级 13.43%)。

六、治疗

男性乳腺癌治疗方式与女性乳腺癌基本相同,包括手术、化疗、放疗、内分泌治疗及靶向治疗等在内的综合治疗。男性乳腺癌患者的预后及预测因素分析与同一阶段的女性乳腺癌患者相同。

1. 手术 男性乳腺癌手术方式和切除范围与女性乳腺癌基本相同,主要包括乳腺癌根治术、乳腺癌改良根治术、乳腺癌保乳术 + 腋窝淋巴结清扫、单纯乳腺切除术。但由于男性乳房较小,若存在乳头和皮肤受累可能导致皮瓣缺损,因此术前精准评估肿瘤累及范围及设计好手术刀口和皮瓣至关重要。

2. 放疗 目前尚无前瞻性研究明确辅助放疗对男性乳腺癌预后的影响。有回顾性研究发现,全乳切除术的淋巴结阳性男性乳腺癌患者术后辅助放疗可降低局部复发率,对保乳和符合放疗指征的全乳切除术患者,辅助放疗可以提高 5 年和 10 年生存率。

3. 全身治疗 男性乳腺癌的 ER 阳性率较女性乳腺癌高,因此在这部分患者的乳腺癌治疗中内分泌治疗显得尤为重要。他莫昔芬是男性乳腺癌治疗中研究最多、疗效最确切的一种非类固醇类抗雌激素药物，是最经典的乳腺癌内分泌治疗药物。作为辅助内分泌治疗的首选，他莫昔芬能明显提高患者 DFS 和 OS，目前他莫昔芬仍是男性乳腺癌全身治疗的主要药物。单独应用芳香化酶抑制剂治疗男性乳腺癌的效果不理想，氟维司群及 CDK4/6 抑制剂亦正逐渐被应用。FDA 在 2019 年 4 月批准 CDK4/6 抑制剂哌柏西利（palbociclib）用于治疗晚期男性乳腺癌。抗 HER2 靶向药物、PARP 抑制剂等也逐渐走进大众视野。但由于男女性乳腺癌的生物学行为差异，针对男性乳腺癌的内分泌用药选择、用药时间以及联合其他治疗方式方面仍需更多的临床数据。近年来 CDK4/6 抑制剂、mTOR 抑制剂、帕妥珠单抗、T-DM1、PD-1 抑制剂及 PD-L1 抑制剂等新型药物已逐渐应用于女性乳腺癌，但在男性乳腺癌中的应用暂未见明确证据，这些药物不建议常规使用于早期男性乳腺癌，但对于晚期男性乳腺癌应完全参照女性乳腺癌治疗。

　　早发现、早诊断、早治疗是提高生存率、降低复发转移率的关键。随着人们对男性乳腺癌认识的不断深入，以及诊断水平的不断提高，早期癌确诊比例在不断增加。虽然男性乳腺癌发病率较低，但近年来呈上升趋势，目前缺乏统一治疗标准，仍需通过多中心、多学科合作模式为男性乳腺癌诊疗提供有效依据。

第五节　老年乳腺癌

一、临床流行病学特点

结合中国实际情况,本手册将老年乳腺癌的年龄界定为 ≥ 70 岁。老年乳腺癌初诊时通常肿块体积较大,临床分期较高,分化程度较高。具有 ER 和 PR 表达水平高,HER2 表达率低的特点。目前,没有针对老年患者的具体诊疗标准,依然参考一般乳腺癌治疗策略。

二、局部治疗

1. 手术　手术仍是大多数老年早期乳腺癌患者的主要治疗选择,包括保乳术、全乳切除术、全切后重建术。适应证同一般人群,选择时应综合考虑老年患者一般状况、基础疾病、预期寿命、个人意愿。老年乳腺癌患者腋窝术式选择见表 6-1,前哨淋巴结活检可作为老年乳腺癌标准术式。cT1N0 luminal A 型或预期寿命短的患者应考虑免除腋窝手术和术后放疗。多数腋窝仅有 1~2 枚阳性淋巴结且能够接受内分泌治疗的 ER 阳性患者可不行进一步的腋窝清扫术或以放疗代替。老年患者是否应行腋窝清扫仍有争议,研究显示老年患者腋窝清扫组和未清扫组在局部复发率与无病生存期方面差异均无统计学意义,且未清扫组的生活质量有着明显改善。

表 6-1　老年乳腺癌患者腋窝术式选择

术式	人群特点	治疗选择
前哨淋巴结活检	一般老年患者	可选择,适应证同一般人群
	cT1N0 luminal A 型 / 预期寿命短	考虑免除
腋窝清扫术	1~2 枚阳性淋巴结,可接受内分泌治疗	考虑免除
	一般状况佳,基础疾病少,预期寿命长	可选择

2. 放疗　保乳术后全乳放疗可以降低局部复发风险,是大多数老年患者保乳术后的标准治疗。CALGB9343 研究和 PRIME Ⅱ 研究均证实,对于年龄 ≥ 70 岁、T1N0M0、激素受体阳性且 HER2 阴性患者,如接受规范的辅助内分泌治疗可考虑豁免放疗。乳腺切除术后放疗是 ≥ 4 枚阳性淋巴结患者的标准治疗,在 ≤ 3 枚阳性淋巴结患者中的作用仍存争议。建议在结合患者意愿的前提下,综合多项因素充分评估放疗的风险和获益,制订个体化方案(表 6-2)。

表 6-2　老年乳腺癌术后辅助放疗原则

类型	放疗原则
保乳术后	标准治疗:术后全乳放疗 低危患者可豁免放疗
乳腺切除术后	阳性淋巴结 ≥ 4 枚:术后放疗为标准治疗; 阳性淋巴结 ≤ 3 枚:仍存在争议

三、全身治疗

1. 内分泌治疗　老年乳腺癌内分泌治疗策略等同一般绝经后乳腺癌人群,AI 治疗的复发率与乳腺癌特异性死亡率均优于他莫昔芬治疗。MonarchE 研究纳入的 65 岁以上人群占比约 15%,因此对于符合该研究纳入标准的高危老年患者,应在标准内分泌治疗的基础上联合 2 年的阿贝西利治疗。考虑到老年患者的骨健康风险,应进行充分评估及监测管理(表 6-3)。

表 6-3　老年乳腺癌患者的风险评估、危险因素和治疗管理

风险评估	危险因素	治疗管理
低危	T 值≥ −1.0 无其他危险因素	补充钙剂和维生素 D,每年测评风险变化和骨密度
中危	−2.0< T 值<−1.0 无其他危险因素	补充钙剂和维生素 D,每年评测风险变化和骨密度
	具有危险因素任意 2 个:T 值<−1.0、年龄>65 岁、低 BMI($<20kg/m^2$)、髋骨骨折家族史、服糖皮质激素>6 个月、吸烟(吸烟和有吸烟史)	补充钙剂和维生素 D,双膦酸盐治疗,地舒单抗治疗,每 6~12 个月复查骨密度
高危	T 值≤ −2.0	补充钙剂和维生素 D,双膦酸盐治疗,地舒单抗治疗,每 6~12 个月复查骨密度

2. 靶向治疗 HER2 阳性老年乳腺癌的治疗参考一般 HER2 阳性乳腺癌的治疗。目前关于老年乳腺癌使用帕妥珠单抗联合曲妥珠单抗靶向治疗的数据较少,仅在高风险、淋巴结阳性和适合的患者中使用。靶向治疗期间约 15%~40% 的老年患者可能发生早期停药,其中年龄 80 岁及以上且伴有多种疾病的患者较多。老年患者心脏储备功能差,应密切观察患者治疗反应并及时根据体重调整药物剂量(表 6-4)。

表 6-4 老年乳腺癌患者心脏功能状态监测与安全性管理策略

心脏功能状态监测	心脏安全性管理策略
治疗前及用药期间	明确既往无器质性心脏病变,治疗前 LVEF ≥ 50%; 首次使用靶向药物治疗后应观察 48 小时,治疗期间需每 3 个月监测一次 LVEF; 老年患者心脏储备功能差,应密切观察患者治疗反应并及时根据体重调整药物剂量
若治疗期间 LVEF<50%	暂时中止治疗(至少 3 周) 跟踪监测 LVEF 直至恢复至 ≥50% 方可继续用药
若 LVEF 无法恢复或继续恶化甚至出现心力衰竭症状	立即终止治疗,并给予抗心力衰竭治疗,约 15%~40% 的患者可能发生早期停药,其中多为年龄 ≥80 岁且伴有多种疾病的患者

注:LVEF. 左室射血分数。

3. 辅助化疗 老年乳腺癌的化疗方案应依据适用于一般人群的治疗原则进行调整。化疗持续时间超过3个月是发生严重副作用的重要危险因素,应优先选择持续时间较短的方案,可综合考虑老年患者身体及耐受情况调整剂量(不低于推荐剂量85%)。卡培他滨具有良好的耐受性,且疗效虽略低于标准化疗方案,但可使患者获得更好的生活质量,可用于老年乳腺癌患者的辅助治疗。21基因检测复发风险评估(Oncotype DX®)仍是老年患者最常用的基因检测工具,其预测准确性不受年龄影响,但高复发评分并不能完全预测老年患者的辅助化疗获益(表6-5)。

表6-5 老年乳腺癌患者不同风险评估和治疗选择

风险评估	策略选择	推荐方案
非高危,一般状况佳	遵循一般年龄组人群方案	TC/EC(wP)
较高危(肿瘤体积大,淋巴结阳性,三阴性乳腺癌)	遵循一般年龄组人群方案,不推荐剂量密集型方案	考虑 EC-T,卡培他滨强化治疗

第六节 乳腺 Paget 病

一、定义

乳腺 Paget 病(mammary Paget's disease,MPD)又称乳头湿疹样乳腺癌,发病率较低,占乳腺原发肿瘤的 1%~3%。乳腺 Paget 病最早是由 Sir James Paget 在 1874 年首次提出,主要表现为乳头乳晕区皮肤的湿疹样改变,多为单侧发病,其发病机制目前尚不十分清楚。

二、病理

确诊乳腺 Paget 病的主要依据是组织病理学检查发现 Paget 细胞。Paget 细胞镜下主要表现为细胞体积大,核染色质深染,具有丰富的嗜碱性或嗜两性的细胞质,细胞核大且圆,核仁突出,通常分布于表皮中下层,可单独分散或呈簇状、巢状或空腔的腺样结构分布。免疫组织化学检测有助于该病诊断与鉴别诊断,常用的指标包括:ER、PR、HER2、黏蛋白 -1、巨囊性病液状蛋白 -15、S100 蛋白、角蛋白 -7 等。

三、临床表现

乳头乳晕区的皮肤湿疹样改变是乳腺 Paget 病的特征性表现,主要表现为乳头瘙痒伴疼痛、烧灼感、皮肤粗糙增厚、脱屑、破溃、糜烂、结痂,并反复发生,甚至乳头变平消失。少数患者仅表现为皮肤表面色素沉着,部分可伴有乳腺内肿块,绝大多数病例伴浸润性癌或导管内癌。

四、影像学表现

1. 乳腺钼靶　乳腺钼靶检查可显示乳头乳晕区

皮肤增厚、钙化,乳晕后方导管增粗,乳头内陷,且能发现乳腺腺体结构扭曲、紊乱、钙化、肿块等。

2. 乳腺 MRI　在乳腺 Paget 病患者中,乳腺 MRI 的灵敏度对于乳房可疑或隐匿性病变的检出具有重要意义。同时乳腺 MRI 动态增强序列对比有助于乳头乳晕受累病变的侵犯范围和浸润程度判断。

3. 乳腺超声　主要表现为乳头乳晕区的增厚以及导管扩张,乳头扁平、不对称等改变。对于乳头乳晕复合体下方的肿块或乳房深部的肿块,乳腺超声检查有一定的意义。

五、诊断

乳腺 Paget 病较为罕见,最常见的表现是乳头乳晕湿疹样改变,该病的诊断应包括患者完整的病史、体格检查和乳房影像学检查。乳头乳晕复合体皮肤可进行局部活检。当组织病理检查为乳腺 Paget 病阳性时,可考虑进一步行乳腺 MRI 检查以确定疾病的范围并与其他相关疾病鉴别。需鉴别的疾病包括乳房良性湿疹、黑色素瘤和 Bowen 病(鲍恩病,一种原位鳞状细胞癌)等。

六、治疗

1. 手术　乳腺 Paget 病的传统手术治疗方法是全乳切除术和腋窝清扫术。无论是否伴有其他乳房内病灶,全乳切除术仍然是合理选择。手术切口应包括乳头乳晕复合体。对于没有可触及乳房肿块或影像学异常的乳腺 Paget 病可进行保乳术,包括切除整个乳头乳晕复合体,并确保切缘阴性,即切除边界无病变组织。在乳房其他部分有异常病变的情况下,手术应包括切除乳头乳晕复合体并确保阴性切缘,同时采用标准的保乳术范围,以确保整个手术区域的边缘无癌细胞。

外科腋窝处理方面,当采用保乳治疗伴有乳腺导管原位癌的乳腺 Paget 病时,可考虑进行前哨淋巴结活检。如果伴有浸润性乳腺癌,接受保乳治疗时,则应根据外科腋窝手术处理原则进行腋窝手术。

2. 放疗 接受保乳治疗的乳腺 Paget 病患者应接受全乳放疗。在伴有淋巴结受累的浸润性乳腺癌患者中,应对区域淋巴结进行放疗,可有效降低局部复发风险。

3. 化疗与靶向治疗 对于存在乳腺浸润性癌的乳腺 Paget 病患者,应根据分期、激素受体状态、HER2 状态和 Ki-67 表达情况等因素决定是否接受全身辅助治疗。如符合乳腺癌新辅助治疗人群特征,也可考虑术前治疗。

4. 内分泌治疗 内分泌治疗适用于接受保乳治疗且没有可触及乳房肿块或影像学异常或伴有 ER 阳性 DCIS 的乳腺 Paget 病患者,建议应用内分泌治疗降低疾病风险。

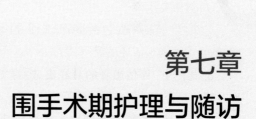

第七章
围手术期护理与随访

第一节　乳腺癌患者的围手术期护理

一、护理评估

1. 术前评估

(1)健康史

a. 患者一般情况：包括年龄、性别、婚姻、职业、肥胖、饮食习惯和生活环境等；

b. 既往史：评估患者的月经史、婚育史、哺乳史，以及既往是否患乳房良性肿瘤等；

c. 家族史：了解家庭中有无乳腺癌或其他肿瘤患者；

d. 乳房重建术评估内容：患者的年龄与生育史直接关系到乳房重建术术式的选择，年轻患者更加关注术后美容效果，对于有生育意愿的患者则不适合采用腹直肌皮瓣进行乳房自体重建。体型肥胖和长期吸烟史都是乳房重建术的相对禁忌证，容易导致术后并发症的发生。

(2)身体情况

a. 症状与特征：评估有无乳房肿块，肿块的部位、质地、活动度和疼痛等情况；有无局部破溃、酒窝征、乳头内陷和橘皮征等乳房外形改变；腋窝等部位有无淋巴结转移；有无胸痛、气急、骨痛、肝大和黄疸等转移表现。

　b. 辅助检查：了解有无钼靶 X 线、超声、病理检查及其他有关手术耐受性检查(心电图、肺功能检查)等的异常发现。

(3) 心理情况：在乳房重建术的围手术期，护理人员应针对心理护理，使用心理量表来评估患者的心理状态。通过面对面交流，护理人员能够为患者提供必要的心理干预，并满足他们对疾病及治疗的信息需求，帮助患者选择最合适的手术方式。

2. 术后评估

(1) 术中情况：了解患者手术、麻醉方式与效果，病变组织切除情况，术中出血、补液、输血情况和术后诊断。

(2) 身体情况：评估生命体征是否平稳，患者是否清醒，胸部弹力绷带是否包扎过紧，有无呼吸困难等；评估有无皮瓣下积液，患肢有无水肿，肢端血液循环情况；评估各引流管是否通畅，了解引流液的颜色、性状和量等。

(3) 心理情况：了解患者有无紧张、焦虑、抑郁、恐惧等；患肢康复训练和早期活动是否配合；对出院后的继续治疗是否清楚。

二、护理措施

1. 术前护理

(1) 心理护理：①关心、鼓励患者表达对疾病和手术的顾虑与担心，有针对性地进行心理护理；②向患者及家属解释手术的必要性和重要性；③告诉患者保乳术及乳房重建术的可能性，鼓励其树立战胜疾病的信心；④对已婚患者，应同步对其配偶进行心理辅导，鼓励夫妻双方坦诚相待，取得其关心帮助与支持。

(2)终止哺乳或妊娠：哺乳期及妊娠初期发生乳腺癌的患者应立即停止哺乳或妊娠，以减少激素的作用。

(3)常规术前准备

a.做好术前常规检查和准备工作：对手术范围大、需要植皮者，除常规备皮外，同时做好供皮区(如腹部或同侧大腿区域)的皮肤准备。乳房皮肤破溃者，术前进行创面处理和清洁消毒，乳头凹陷者应清理局部污垢。乳腺手术常规备皮范围上至锁骨，下至脐水平，对侧至锁骨中线，同侧至腋后线，包括同侧上臂上 1/3 和腋下，同时注意清洁脐孔。行背阔肌肌皮瓣乳房重建术还应进行背部皮肤准备，备皮范围延伸至对侧肩胛骨，同时观察皮肤有无破损、炎症、瘢痕组织等。

b.清洁皮肤：患者须沐浴，注意保暖，男士应剃须，剪指(趾)甲后更换干净衣裤。医师对患者做好手术部位标记。

c.教会患者深呼吸咳痰的方法，以防术后肺部感染。训练患者床上小便，防止术后尿潴留。

d.术前指导患者学习患肢功能康复操(1~3 节)。手部运动：手持软球，挤压，放松。腕部运动：半握拳，沿顺时针、逆时针方向旋转手腕。肘部运动：屈肘、伸直。

e. 术前一日:晚上进清淡饮食,晚间 12 点后禁食水。如有长期口服药物(如降压药),经主管医师同意,于手术当日晨起 6 点前用一小口温水送服,切记不可饮水过多。术前一日晚为患者创造舒适安静的环境,保证患者充分睡眠。入睡困难者遵医嘱给予地西泮类药物。

f. 手术当日:晨起,长发扎成辫子梳在两侧,禁止使用发卡,取下身上所有饰品及假牙。为患者更换被服,待接手术时病号服上衣反穿,正确进行患者身份识别。

(4)特殊准备工作:术前鼓励患者进食高蛋白、高能量、富含维生素及膳食纤维的食物。静脉血栓栓塞症(venous thromboembolism,VTE)预防工作,给予物理预防,术前遵医嘱准备抗血栓袜供术中使用,或使用间歇式充气压力泵以预防下肢深静脉血栓发生;乳房重建术前根据手术预定术式不同,分别准备医用胸腹带、塑形胸衣,胸衣款式最好为前搭扣,以便于术后穿着方便,以及伤口的观察与护理;为预防压力性损伤,可根据患者 BMI、营养状态、疾病情况,酌情准备液体敷料和泡沫敷料。另外,重建术前拍摄乳房正位、左右侧位、左右半侧位照片,以利于重建后效果观察。

(5)术前用药护理:乳腺癌手术为无菌手术,根据医嘱准备手术所需药品,术前核对患者血型,必要时备血;同时询问患者药物过敏史,如果阳性做好药物标识。准备术中所需抗生素,术前 30 分钟内静脉滴注,

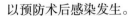

以预防术后感染发生。

2. 术后护理

（1）体位：术后麻醉清醒、血压平稳后取半卧位，以利于呼吸和引流。

（2）病情观察：严密观察生命体征变化，观察伤口敷料渗血和渗液情况，并予以记录。乳腺癌扩大根治术有损伤胸膜可能，嘱患者在感到胸闷、呼吸困难时及时报告医师，以便早期发现和协助处理肺部并发症，如气胸等。

（3）手术切口护理

a. 有效包扎：手术部位用弹力绷带加压包扎，使皮瓣紧贴胸壁，防止积液积气。包扎的松紧度以能容纳1手指，维持正常血运，且不影响呼吸为宜。包扎期间告知患者不能自行松解绷带，皮肤瘙痒时不能将手指伸入敷料下搔抓。若绷带松脱，应及时重新加压包扎。

b. 观察皮瓣血液循环：注意皮瓣的颜色及创面愈合情况，正常皮瓣的温度较健侧略低，颜色红润，并与胸壁紧贴；若皮瓣颜色暗红，提示血液循环欠佳，有坏死可能，应报告医师及时处理。胸带过松不利于皮瓣或皮片与胸壁紧贴，影响愈合。

（4）观察患侧上肢远端血液循环：若手指发麻、皮肤发绀、皮温下降、动脉搏动不能扪及，提示腋窝部血管受压，肢端血液循环受损，应及时调整绷带的松紧度。

（5）引流管护理：乳腺癌根治术后，皮瓣下常规放置引流管并接负压引流装置,如负压引流球或负压引流瓶。负压吸引可及时、有效地吸出残腔内的积液、积血,并使皮肤紧贴胸壁,从而有利于皮瓣愈合。

a. 有效吸引:负压引流球或负压引流瓶应保持压缩(及负压)状态。压力大小要适宜。对连接墙壁负压吸引者(或电子吸引器),若引流管外形无改变,但未闻及负压抽吸声,应观察管道连接是否紧密,压力是否适当。闻及连续负压抽吸声,应注意观察管路是否漏气。

b. 妥善固定:引流管的长度要适宜,患者卧床时将其固定于床旁,起床时固定于上衣。引流管及引流装置始终低于引流管出口平面,以防逆行感染。

c. 保持通畅:定时挤压引流管,避免管道堵塞。防止引流管受压和扭曲。若有局部积液、皮瓣不能紧贴胸壁且有波动感,报告医师及时处理。

d. 注意观察:包括引流液的颜色、性状和量。术后 1~2 天,每日引流血性液约 50~200ml,以后颜色逐渐变淡、减少。若引流量每小时超过 100ml,提示有活动性出血,应立即报告医师及时处理。

e. 拔引流管:若引流液转为淡黄色,连续 3 天每日量少于 10~15ml,创面与皮肤紧贴,手指按压伤口周围皮肤无空虚感,即可考虑拔管。若拔管后仍有皮下积液,可在严格消毒后抽液并局部加压包扎。

(6)早期床上活动:患者麻醉清醒后,即可在床上进行深呼吸和下肢屈伸活动。次日晨起进食后,在身体可耐受的前提下适当下床活动。

(7)饮食护理:手术当日禁食水,术后第 1 日可鼓励患者进食高蛋白、高热量、高维生素、高纤维素饮食。建议低脂饮食,避免食用雌激素含量过高的食物(如羊胎素、蜂胶、蜂王浆等)。

3. 乳腺癌患者术后患肢保护要点

(1)注意卫生,保持患肢清洁干燥。

(2)日常保湿,防止皮肤干裂,保持手和指甲四周的皮肤柔软、润滑。

(3)使用防晒霜和驱蚊剂保护外露皮肤。

(4)剃除腋毛宜使用电动剃刀,并注意避免损伤皮肤。

(5)缝纫时用顶针。

(6)避免被宠物抓伤或咬伤。

(7)在做可能导致皮肤损伤的活动时戴手套,如洗餐具、种花草、长时间使用化学制剂。

(8)尽量避免在患肢测量血压。尽量不在患肢穿刺,如注射和抽血。

(9)如皮肤出现擦伤、刺破,洗净伤口后须覆上创可贴等,以防感染。

(10)如出现皮疹、瘙痒、发红、疼痛、皮温增高、发热或流行性感冒样症状时请立即就医治疗。

(11)穿着合体的衣服,佩戴宽松的首饰。

(12)在寒冷的环境中注意保暖,避免冻伤或皮肤皲裂。

(13)避免长时间(大于 15 分钟)接触热环境,尤其是热水浴和桑拿,避免患肢浸泡在高于 39℃ 的水中。

(14)使用热烤炉时戴手套,以防烫伤、灼伤。

(15)患肢避免提重物,特别不要用肩带背负重物,患肢避免提拎(大于 5kg)重物。

(16)避免力度大而重复的动作,如用力推拉等。逐步建立一种持续的、有一定强度的适合自己身体状况的日常活动。在活动期间注意观察患肢的粗细、形状、疼痛或沉重感是否有改变,经常休息以使肢体恢复,避免过度疲劳。

(17)降低脂肪摄入量,平衡膳食,保持理想体重。

(18)穿戴弹力袖套可避免水肿恶化。当进行剧烈活动时应戴合适的弹力袖套,例如久站、跑步等,但应除外患肢有开放性伤口或血液循环不良。

(19)乘坐飞机时应戴合适的弹力袖套,下飞机后要等半小时至一小时后脱下。

4. 患侧上肢肿胀的护理

(1)避免损伤:避免患侧上肢测血压、抽血、注射或输液等,避免患肢过度活动、负重和外伤。

(2)抬高患肢:平卧时患侧下肢垫枕抬高 10° 或 15°,肘关节轻度屈曲;半卧位时屈肘 90° 放于胸壁部;下床活动使用吊带拖或用健侧手将患肢抬高于胸前,需要他人扶持时只能扶健侧,以防腋窝皮瓣滑动而影响愈合;避免患肢下垂过久。

(3)促进肿胀消退:在专业人员指导下向心性按摩患侧上肢,或进行握拳、屈肘、伸手和举重训练,举重要缓慢并逐渐增加负重,以促进淋巴回流;深呼吸可改变胸膜腔内压,并引起膈肌和肋间肌的运动,从而持续增加胸腹腔内的淋巴回流;肢体肿胀严重者,用弹力绷带包扎或戴弹力袖套以促进淋巴回流;局部感染者,及时应用抗生素治疗。

5. 患侧上肢功能锻炼

(1)术后 24 小时内:活动手指和腕部,可做伸指、握拳、屈腕等锻炼。

(2)术后 1~3 天:进行上肢肌肉等长收缩,利用肌肉泵作用促进血液和淋巴回流;可在健侧上肢或他人协助下进行患侧上肢的屈肘、伸臂等锻炼,逐渐过渡到肩关节的小范围前屈、后伸运动(前屈小于 30°、后伸小于 15°)。

(3)术后 4~7 天:鼓励患者用患侧手洗脸、刷牙、进食等,并做以患侧手触摸对侧肩部及同侧耳朵的锻炼。

(4)术后 1~2 周:术后 1 周皮瓣基本愈合后,开始做肩关节活动,以肩部为中心,前后摆臂。术后 10 天左右皮瓣与胸壁黏附以较牢固,做抬高患肢上侧(将患侧肘关节伸直、手掌置于对侧肩部,直至患侧肘关节与肩平)、手指爬墙(每日标记高度,逐渐递增幅度,直至患侧手指能高举过头)、梳头(以患侧手越过头顶梳对侧头发、扪对侧耳朵)等的锻炼。指导患者做患肢功能锻炼时应根据患者的实际情况而定,一般以每日 3~4 次、每次 20~30 分钟为宜;循序渐进,逐渐增加功能锻炼的内容。值得注意的是,术后 7 天内限制肩关节外展,以防皮瓣移动而影响愈合。严重皮瓣坏死者,术后2周内避免大幅度运动。皮下积液或术后1周引流液超过50ml时应减少练习次数及肩关节活动幅度(限制外展)。植皮及行背阔肌肌皮瓣乳房重建术后要推迟肩关节活动。

6. 术后护理教育

(1)告知患者弥补乳房缺失的方法:如义乳佩戴、延期乳房重建的方法与时机。

(2)乳房自检:应每月一次,对月经规律的妇女自检的最佳时间一般选择在月经来潮7~10天内,对已绝经的妇女可选择每月固定的时间进行检查,发现异常及时就诊。方法:坐位或直立位,肢体自然下垂,用手平移触摸乳房有无肿块及乳头处有无分泌物,忌捏起乳房组织。如有肿块及时就诊。

(3)术后复查:2年内每3个月一次,2~5年每半年一次,之后一年一次,坚持随诊。

(4)生育:需参考肿瘤科医师及妇产科医师的综合意见,但服用内分泌药物期间的患者不能怀孕。

三、乳房重建术后护理

1. 病房环境 病房要安静舒适,以温度24~26℃、湿度40%~60%为宜,利于皮瓣成活,促进愈合。

2. 体位管理 全身麻醉术后安返病房使患者平卧位。术后第一天起,应让患者采取健侧卧位,以避免对供区的压迫。此外,可以考虑半坐卧位,以减少供区出血的风险。禁止患侧卧位。

3. 胸部伤口护理　术后胸部伤口用胸带加压包扎,松紧适宜,观察伤口有无渗血、渗液,定期更换伤口敷料,保持敷料清洁干燥。若患者保留乳头、乳晕,敷料应在乳头、乳晕中央处剪空轻松覆盖,悬空乳头。同时对患者和家属做好宣教,告知患者胸腹带加压包扎有助于皮瓣贴合、预防皮下积液,不可随意打开胸腹带,以免影响胸腹带加压包扎的有效性,但如出现脉搏不清、皮肤呈绛紫色、皮温下降、血液及淋巴液回流不畅、患肢明显肿胀等情况,可能是胸腹带包扎过紧压迫腋部血管,影响肢体远端血液供应,此时应告知医师调整胸腹带的松紧度。

4. 疼痛的护理　乳腺切除术后会产生神经性疼痛,称作乳腺切除术后疼痛综合征,疼痛的部位可为腋窝、上臂、后背及肩部,表现为烧灼、麻木、刺痛,其发作时间不一,护士可使用数字评分法或根据患者的表情、体位及主诉综合判断患者的疼痛程度,遵医嘱给予止痛措施以保证有效的活动及休息。目前术后主要镇痛方法有:临时肌内注射、口服止痛药、自控式镇痛泵。

5. 感染症状的观察　如患者体温升高,伤口有红、肿、热、痛等症状,应立即汇报医师对症处理。为预防感染行乳腺癌重建术的患者可在术后 24~48 小时遵医嘱使用抗生素。

6. 外部塑形　术后伤口完全恢复拆除胸带后,应尽快佩戴松紧适度的胸衣,以防重建乳房下垂变形,影响美观;同时指导患者对重建乳房进行按摩,可沿切口由外向内、由下向上行指腹环形按摩,以促进乳房血液循环。

7. 背部伤口护理　由于术后早期胸背动静脉是皮瓣唯一的血供来源,胸带加压包扎时应注意避免压迫胸背动静脉,可将患侧臀部和肩背部垫高,使供区悬空。

8. 皮瓣观察　正常皮瓣颜色红润,皮温良好,毛细血管搏动征阳性,弹性好,无肿胀。皮瓣血运障碍分两类:一类是静脉回流障碍所致,表现为皮瓣呈青紫色、肿胀明显;另一类是动脉供血不足,表现为皮瓣呈苍白色、皮温凉,毛细血管反应差。如有血运障碍发生要立即通知医师,及时处理,并调整体位,以解除受压。若发现皮瓣漂浮,应调整胸带松紧,使其既能使皮瓣紧贴胸壁又不影响血液循环。如发现乳房弹性差、压凹复平慢、无肌肉收缩、引流液呈陈旧性血性液时,及时报告医师处理。

9. 预防压力性损伤　由于背阔肌肌皮瓣乳房重建术时间较长,术中、术后体位相对固定,皮肤受压风险较高,因此预防压力性损伤尤为重要。护理人员应仔细查看患者身体骨隆突处皮肤情况,必要时在脚后跟,骶尾部、肩胛处粘贴减压敷贴,术后每班观察患者皮肤情况,同时,进行压力性损伤风险评估,对于高风险患者遵医嘱落实相应护理措施,如:加强全身营养支持;每 2 小时在骨隆突,脚后跟等易受压部位涂抹水胶体敷料;督促患者适当改变体位,保持皮肤清洁、干爽,保持床单位清洁、干燥、平整,可酌情使用气垫床、减压垫等。一旦发生压力性损伤,应立即汇报,及时做好伤口观察和护理,必要时请求伤口护理专家会诊,以避免伤口感染等症状发生。再造乳房在拆线后佩戴无钢托全棉质乳罩。

第二节 乳腺癌患者的随访

乳腺癌是严重威胁女性健康的一种癌症,目前已经超过肺癌成为全球第一高发的癌症,随着中国对乳腺癌筛查的重视与规范化诊疗技术的提升,乳腺癌患者治愈率显著提高,患者生存时间显著延长。伴随乳腺癌患者随诊随访期的延长,患者面临的肿瘤及相关其他健康问题也逐渐增加,需要制订更为精准而长远的随诊随访计划,以提高乳腺癌患者生活质量和治疗效果。

一、乳腺癌患者随访路径图

《中国乳腺癌随诊随访与健康管理指南(2022 版)》以路径图的形式分别阐述了不同分子分型乳腺癌患者的主要随诊随访项目及不同随诊随访结果的处理原则,及携带乳腺癌易感基因 *BRCA*1/2 突变患者的随诊随访要点见图 7-1。

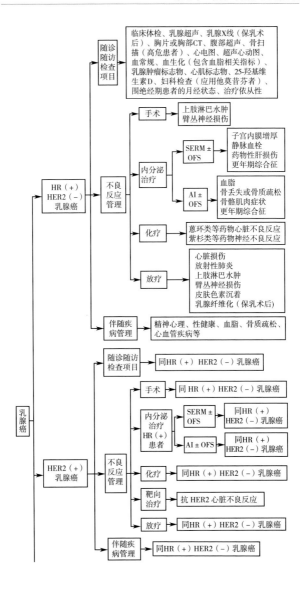

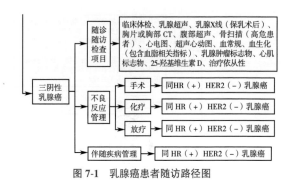

图 7-1　乳腺癌患者随访路径图

二、晚期乳腺癌患者随访注意事宜

在完善分期检查的同时,应将肿瘤转移灶或复发灶的活检作为病情评估的一部分,明确转移或复发的诊断,并再次评估乳腺癌分子分型,以制订针对性的治疗方案。晚期乳腺癌治疗过程中,应同时结合患者的症状、体征、影像学检查、实验室检查评估抗肿瘤治疗效果,不推荐将单纯的肿瘤标志物升高作为更改治疗方案的依据。推荐内分泌治疗的患者每 2~3 个月评估疗效,化疗的患者每 2~3 个周期评估疗效。临床医师可以综合考虑疾病进展速度、转移部位等因素,适当缩短或延长评估疗效的时间间隔。

第八章
乳腺良性疾病的临床诊疗

第一节 乳腺增生

乳腺增生是一种非炎症性、非肿瘤性病变,是由于乳腺主质和间质不同程度地增生及复旧不全所致的乳腺正常结构紊乱,其病理学形态多样、复杂,国外也将其称为乳腺腺病、纤维囊性乳腺病、乳腺纤维囊性改变、良性乳腺结构不良、硬化性腺病等。

一、临床表现

乳腺增生的主要临床表现是乳腺与月经相关的周期性/非周期性疼痛、结节状态或肿块,部分患者合并乳头溢液。乳腺结节状态包括颗粒状结节、条索状结节、肿块状物以及局限性或弥漫性腺体增厚等。查体多为一侧或双侧乳房内大小不一、质韧的单个或多发结节,与周围分界不清,可随月经周期性变化而增大、缩小或变硬、变软。伴乳头溢液者占3.6%~20.0%,常为淡黄色、无色或乳白色浆液,血性溢液少见。

二、病理分类和治疗方式

乳腺增生的组织病理学形态复杂多样,国内常将其分为两类:

（1）乳腺腺病：包括小叶增生型、纤维腺病型、硬化性腺病型。

（2）乳腺囊性增生病（症）：分为 4 个亚型，即囊肿、导管上皮增生、盲管型腺病、大汗腺样化生。以上几种类型可单独存在，也可同时出现在同一患者的乳腺小叶内，各小叶的增生发展也不完全一致。

不同病理学表现的乳腺增生发生乳腺癌的危险性并不相同。其中乳腺囊性增生病的癌变率为 1%~5%，只有活检证实为伴有非典型增生时其发生乳腺癌的危险性才会明显增加。因此，乳腺增生的治疗应针对不同的临床表现及病理学类型予以分别对待。

对于伴随轻至中度疼痛患者，应以心理疏导及改变生活习惯为主；持续性存在的严重乳腺疼痛患者，可考虑给予药物治疗。但须注意，目前并无证据表明药物治疗能有效缓解乳腺增生的病理改变，因此药物治疗不能起到根治作用，需要充分考虑药物的副作用，权衡利弊。

乳腺增生病变多弥漫，局部手术切除不能解决根本问题。该病本身并无手术治疗的指征，盲目的手术治疗可能造成医疗过度和医疗浪费，外科干预的主要目的是避免漏诊、误诊乳腺癌，穿刺活检或切除可疑病变及避免临床低估。当乳腺增生患者伴有非典型增生或一级亲属中有乳腺癌家族史等高风险因素时，应将其视为乳腺癌高风险人群,应对其实施临床预防策略,常用的三种预防方法包括密切随访、药物干预和手术干预。

第二节 乳腺炎

根据发病时间及临床表现乳腺炎可分为哺乳期乳腺炎和非哺乳期乳腺炎。

一、哺乳期乳腺炎

哺乳期乳腺炎是在各种原因造成的乳汁淤积的基础上,细菌入侵引发的乳腺急性化脓性感染,致病菌主要为金黄色葡萄球菌。

1. 临床表现 初产妇多见,可发生在哺乳期的任何阶段。常常表现为乳房局部肿胀疼痛,伴随乳房皮肤红肿,皮温升高;进一步发展可出现高热、寒战、脉搏增快等全身症状。急性炎症早期表现为蜂窝织炎,未及时治疗或治疗不当,数天后会发展为乳房脓肿,可触及波动感,压痛明显。

2. 治疗方法 治疗原则:消除感染、排空乳汁,可不中断母乳喂养,合理使用抗生素、止痛药物。形成脓肿者,及早引流。

(1)局部治疗:可以通过乳房按摩、物理治疗的方式,有效排出乳房淤积乳汁。同时乳房炎症区域局部可湿敷 25% 硫酸镁,以减轻局部水肿及炎症反应。

(2)全身治疗:症状轻微的乳腺炎,经保守治疗(有效移出乳汁与物理治疗)24~48 小时之内没有改善或病情进展出现全身症状时,可以给予抗生素治疗。针对金黄色葡萄球菌感染可选用青霉素、苯唑西林钠或头孢一代抗生素,对青霉素过敏者可应用红霉素,避免应用影响婴儿健康的氨基糖苷类、喹诺酮类等。对于发热、疼痛患者,可以给予能继续母乳喂养的药物,如对乙酰氨基酚或布洛芬。

(3)乳房脓肿的处理:目前,超声引导下脓肿穿刺引流术已成为哺乳期乳腺脓肿的首选治疗方案。其次可选择小切口置管冲洗引流术及乳腺脓肿切开引流术。

二、非哺乳期乳腺炎

非哺乳期乳腺炎是一组发生在女性非哺乳期、良性、非特异性炎症性疾病,主要包括乳腺导管扩张症/导管周围乳腺炎、肉芽肿性小叶乳腺炎。

1. 临床表现

(1)目前病因不明。患者大多为育龄女性、有生育及哺乳史。大部分的患者在妊娠后 5 年内发病。

(2)临床以乳腺肿块及乳腺脓肿为主要表现。还可出现乳头溢液、乳头内陷、乳房疼痛等症状。乳腺肿块在慢性病变基础上可继发急性感染形成脓肿,终末期脓肿破溃可形成乳腺瘘管、窦道或者溃疡,迁延不愈,自然病程为9~12个月且易复发。

2. 治疗方式

(1)乳腺导管扩张症/导管周围乳腺炎:病变急性期应使用广谱抗生素控制炎症反应。非急性期手术是主要治疗方法。手术原则:必须完整充分切除病灶,阴性切缘可有效减少复发。对于少数反复发作形成窦道或皮肤溃疡,经病理确诊为导管周围乳腺炎的患者可采用抗分枝杆菌的治疗。

(2)肉芽肿性小叶乳腺炎:可选择类固醇激素或中医中药治疗。类固醇激素可选择泼尼松或甲泼尼龙,通常给药剂量按泼尼松0.75mg/(kg·d)计算,建议维持治疗2周,症状缓解可逐渐减量,直至症状完全缓解或稳定。在激素治疗缩小病灶后可辅助手术治疗。

(3)以脓肿为主要表现的非哺乳期乳腺炎:引流脓液是基本治疗原则。可选择超声引导下脓肿穿刺引流或脓肿切开引流术。

第三节 乳腺纤维腺瘤

乳腺纤维腺瘤是女性最常见的乳腺良性肿瘤。本病产生的原因是小叶内纤维细胞对雌激素的敏感性异常增高,可能与纤维细胞所含雌激素受体的量和质的异常有关。

一、流行病学特点

各年龄段女性均可发病,发病高峰年龄主要为15~35 岁。大多数纤维腺瘤自然病程较长,肿块增长缓慢,质似硬皮球的弹性感,表面光滑,易于推动。肿块约 75% 为单发,少数为多发,除肿块外,患者常无明显自觉症状。月经周期与肿块的大小无明显影响。

二、诊断

纤维腺瘤临床诊断主要依据临床触诊及影像学检查,确诊依靠病理学检查。

1. 临床触诊　多表现为卵圆形、质韧、边界清楚、活动度良好的肿块。25%~35% 的纤维腺瘤临床上不可触及。

2. 影像学检查　包括乳腺超声、乳腺 X 线和乳腺MRI。其中乳腺超声对纤维腺瘤诊断的准确率最高;X线对钙化的良恶性鉴别具有突出优势;MRI 可以进一步提高纤维腺瘤诊断的准确性。针对中国女性乳腺结构特点,推荐优先乳腺超声检查;对于年龄超过 40 岁,可疑钙化或不除外恶性时加选 X 线检查;MRI 通常不作为纤维腺瘤的常规影像学检查,对于多发病灶、超声和 X 线检查后仍不能明确诊断的,可酌情选择 MRI

检查。

3. 病理学检查　获得方法包括：细针穿刺抽吸术、空芯针穿刺活检、真空辅助乳腺活检及切除活检。

三、治疗

目前手术切除是治疗纤维腺瘤唯一有效的办法，应将肿瘤连同其包膜整块切除，以周围包裹少量正常乳腺组织为宜，肿块必须常规做病理检查。手术方式包括开放切除、真空辅助乳腺活检（<3cm）。手术治疗的适应证：①肿瘤增长迅速；②肿瘤长径>3cm；③ BI-RADS 分类升高；④穿刺病理提示合并非典型增生或不能除外叶状肿瘤。影像学典型的年轻患者或 BI-RADS 3 类的人群可以考虑采取非手术治疗及随访观察；每 6 个月随访一次，可以通过触诊结合超声或乳腺 X 线进行随访。乳腺纤维腺瘤的详细诊疗流程见图 8-1。

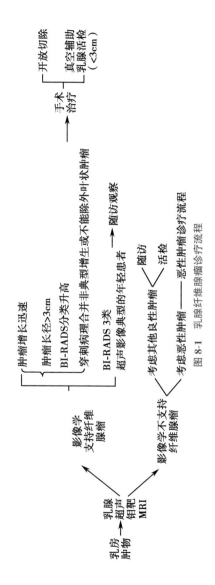

图 8-1 乳腺纤维腺瘤诊疗流程

第四节 乳腺导管内乳头状瘤

乳腺导管内乳头状瘤（intraductal papilloma, IDP）是由以一层上皮细胞和下层的肌上皮细胞组成的纤维血管核所构成的指状叶结构的良性乳头状肿瘤，是一种临床较为常见的乳腺良性肿瘤，占乳腺全部良性病变的 5.3%。它可以孤立地出现在乳晕后区域的大中心导管内，也可以多发出现在较小的外周导管内。IDP 可发生在不同年龄段的女性中，多见于 40~50 岁经产妇女，瘤体带蒂、质脆、表面附有较多绒毛、血管丰富且壁薄，通常表现为乳头的血性溢液，大者或可触及到乳腺肿块。因其易复发、并可能伴随导管上皮不典型增生和 / 或癌变等病理改变，且穿刺活检诊断的低估率高，所以在诊疗方法上具有一定特殊性，尚有一些临床问题存在争议。

一、分类

根据解剖学部位和组织学特征，导管内乳头状瘤可以分为中央型（单发）和外周型（多发）。

1. 中央型 中央型导管内乳头状瘤起源于大导管，通常位于乳晕深面及周围区域，不累及终末导管小叶单位。大部分中央型 IDP 为单发性肿瘤，以单个乳管溢液或溢液伴乳晕区小结节为特征，部分患者查体时可触及乳腺肿块,多位于乳晕周边,挤压肿瘤所在区域,乳头可有液体溢出,常为血性或浆液性。本病中央型较为多见。

2. 外周型　外周型导管内乳头状瘤起源于终末导管小叶单位,临床表现多为隐匿,首发症状不明显,常为多发且瘤体较小,可有乳头溢液或乳腺肿块,影像学检查时可发现肿块存在。且外周型 IDP 合并不典型增生率高于中央型 IDP,故外周型 IDP 更易发生恶变,造成局部浸润甚至淋巴转移。无论是中央型或是外周型导管内乳头状瘤,其典型临床表现为血性或浆液性乳头溢液伴或不伴有乳腺肿块。

二、病因

目前本病病因尚不十分明确,多数学者认为可能与围绝经期女性雌激素分泌紊乱相关,如雌激素水平增高、孕激素水平降低等。此外,乳腺病史及家族史、妇科疾病病史及甲状腺疾病病史等也可能与发病相关。

三、临床表现

本病临床首发症状常不明显,多数患者以无痛性乳头血性或浆液性溢液就诊,部分患者可触及乳房肿块。极少数患者可有局部疼痛或压痛感,多由导管扩张或相关炎症所致。

1. 乳头溢液　为本病的主要症状,患者多因乳头潮湿黏腻感或贴身衣物发现血迹前来就诊。以中央型导管内乳头状瘤多见,溢液清理不及时可能造成并发感染等症状。

2. 乳房肿块　中央型 IDP 可在乳晕及周围区域触及质软、光滑且活动的肿块,多数体积较小(1~2cm),挤压肿块相应区域可见乳头溢液。外周型 IDP 肿块常不明显,当病灶呈簇状生长时偶可在体表触及。

四、检查

导管内乳头状瘤的检查一般包括体格检查、乳腺超声检查、乳腺 X 线检查、乳腺 MRI 检查、乳管镜检查、乳头溢液脱落细胞检查、空芯针穿刺活检等。

1. 体格检查　中央型导管内乳头状瘤患者体格检查时多表现为单侧乳头血性溢液,血性或浆液性。触诊部分患者可触及乳腺肿块,多位于乳晕附近,挤压相应区域可血性或浆液性溢液溢出。外周型乳头状瘤一般表现较隐匿,多为影像学检查发现,也有部分患者可触及肿块,或见乳头溢液。

2. 影像学检查　临床上常用的影像学检查对于导管内乳头状瘤的判断灵敏度与特异性差异较大,各有优缺点。

(1)乳腺超声:为无创检查,有助于发现乳腺内扩张的乳管以及扩张乳管内的瘤体,或乳房内其他病变。

(2)乳腺 X 线:导管内乳头状瘤恶变可伴有钙化,乳腺 X 线可有助于辅助鉴别良恶性病变。

（3）乳腺增强 MRI：对于乳头溢液，超声与钼靶检查结果阴性的患者，乳腺增强 MRI 对于诊断具有一定意义。

（4）乳管镜检查：对于乳头溢液的患者，乳管镜是一种灵敏度较高的手段，此检查能直接发现乳管内的病变情况，有利于疾病的诊断。

3. 实验室检查　乳腺脱落细胞检查具有敏感性低特异性高的特点，有助于分析病变的良恶情况。空芯针穿刺活检能对肿块组织进行病理诊断，多用于外周型导管内乳头状瘤的诊断。

五、诊断

中央型导管内乳头状瘤多伴随乳头溢液，可辅助导管镜明确观测到导管内瘤体情况，溢液脱落细胞检查也可以明确诊断。周围型导管内乳头状瘤多为乳腺肿块表现，可辅助影像学检查结合空芯针穿刺活检或真空乳腺辅助活检进行病理学诊断。

六、治疗

无论中央型导管内乳头状瘤或是周围性导管内乳头状瘤均有恶变风险，遂均建议手术治疗。手术方式可选择包括病变导管在内的开放性小叶切除或象限切除、真空辅助乳腺旋切术、预防性乳腺切除术或皮下腺体切除术 ± 乳房重建术。对于中央型导管内乳头状瘤一般建议开放性手术，采取沿乳晕弧形切口或放射性切口,借助染料如亚甲蓝等辅助将病变乳管染色。周围型导管内乳头状瘤可行真空辅助乳腺旋切术或开放性手术。对于多发性病变,可选择预防性乳腺切除术或皮下腺体切除术 ± 乳房重建术。无论任何手术方式均建议完整切除病变范围,对于伴有导管不典型增生的患者,建议首选开放性手术。

第五节　乳腺叶状肿瘤

乳腺叶状肿瘤是纤维上皮肿瘤,具有多样性的生物学行为,类似良性纤维腺瘤,但有恶性肿瘤的生长侵袭行为,切除后局部复发率较高。

一、临床表现

1. 乳腺叶状肿瘤发病率低,占乳腺肿瘤 0.3%~0.9%,任何年龄均可发生,但主要发生于 35~55 岁的女性,平均发病年龄约 45 岁。

2. 常为可触及的单侧乳房无痛性肿块,活动性好,分叶状,边界清,增长速度较快,持续性增长。有时可因肿块快速增长并挤压局部引起局部皮肤变薄伴局部静脉曲张,严重者可出现局部皮肤溃疡等。

3. 极少见腋窝淋巴结转移,部分交界性叶状肿瘤和恶性叶状肿瘤可出现局部复发或其他脏器转移。

4. 非恶性的叶状肿瘤有类似纤维腺瘤的表现,无包膜,容易从周围分离;恶性肿瘤边界不清;术中切开叶状肿瘤的时候常膨出于周围组织,多结节样表现。

二、治疗

目前将叶状肿瘤分成三类,良性叶状肿瘤、交界性叶状肿瘤、恶性叶状肿瘤,分别用Ⅰ级、Ⅱ级、Ⅲ级表示。

乳腺叶状肿瘤首选手术治疗。由于叶状肿瘤易复发的特性,建议扩大范围完整切除肿瘤,保证切缘阴性,尽量减少局部复发,术后定期复查。乳腺叶状肿瘤患者不常规进行腋窝淋巴结的处理,如果考虑有可疑淋巴结可术前行超声引导下穿刺活检,或者前哨淋巴结活检。没有可疑淋巴结时腋窝不予处理。如肿瘤复发可考虑再次手术切除。有些研究表明术后采用放疗可降低部分恶性叶状肿瘤的局部复发率,但不影响生存率。其他系统治疗的证据不充分。如发生远处转移,则根据软组织肉瘤治疗原则进行治疗。